이경제는 왜, 흑염소에 대한 책을 이렇게까지 자세하게 쓰는가?

이경제는 왜, 흑염소에 대한 책을 이렇게까지 자세하게 쓰는가?

지 은 이   이경제
발행인/주간   이수연
책 임 편 집   이윤재
편   집   김예일(자료), 이지윤(자료), 이종욱(그래픽)
발 행 일   2021년 7월 15일
펴 낸 곳   도원사
출 판 등 록   2020년 1월 29일(제2020-000023호)
문   의   dowonsa2020@nate.com
디 자 인   첫번째별디자인
ISBN   979-11-971586-1-2[13510]

이 도서의 국립중앙도서관 출판예정도서목록(CIP)은 서지정보통지원시스템
홈페이지(http://seoji.nl.go.kr)와 국가자료공동목록시스템(http://www.nl.go.kr/kolisnet)에서
이용하실 수 있습니다.(CIP 제어번호 : CIP2020037340)

이경제는 왜,
흑염소에 대한 책을
이렇게까지
자세하게 쓰는가?

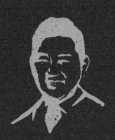

(주) 래오이경제 대표
래오이경제 한의원 원장
이경제

도원사

CONTENTS

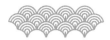

4.
흑염소의 성분과 효능 —————— 113

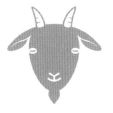

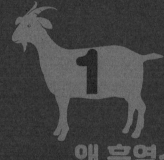

1

왜 흑염소인가?

왜 흑염소인가?

한의원 매출의 80%를 만들어내는 분은 주부님이다. 그녀들은 처음에는 본인의 건강을 위해 한의원을 찾았다가 자녀를 데리고 오거나 친구를 데리고 온다. 그 다음은 친정 부모님이다. 마지막으로 남편과 시부모님을 모시고 오는 것이 일반적인 순서이다. 끌려온 그들은 정작 영문도 모르고 와서 내 앞에 앉아 있다.

여성들은 왜 한의원을 찾아올까? 대다수가 "냉기"와의 싸움 중이다. 손과 발이 찬데다, 배도 차가운데 얼굴에는 열이 몰리고, 붓기와 냉증으로 고생하는 여성들이 참 많다. 생리불순, 갱년기증상 등 연령별로 고생하는 증상도 가지각색이다. 환자들이 조심스럽게 물어보는 것이 바로 흑염소이다. 건강원에서 먹어 본 흑염소가 몸을 따뜻하게 하는데 효험이 있어 흑염소 처방 한약을 먹고 싶다는 것이 많은 여성들의 의견이었다.

나의 한의원에서는 주로 식물성 한약재로 한약을 만든다. 아내의 출산 후 한의원에서 잉어를 보약으로 만든 적이 있었는데, 비린내를 잡는 것이 어려운데다가 약탕기에 잉어 냄새가 한달동안 사라지지 않아서 고생을 했다. 맛을 잡는 것이 얼마나 중요한지, 냄새를 제거하는 배합법이 얼마나 어려운지를 체감한 계기가 되었다. 정향, 계피, 박하, 생강, 대추, 인진쑥 등 향이 강한 원료를 배합해도 잉어 보약의 맛을 잡기가 어려웠다.

80대 중반인 어머니는 입맛이 참 까다롭다. 한의원의 공진단을 가장 많이 복용하신 분인데, 항상 새로 공진단을 만들어 보내 드리면 "이번에는 꿀을 끓여서 반죽했니?"하고 물을 정도로 미세한 차이를 알아차리는 분이다. 외할머니가 젊은 시절에 어린 어머니의 건강을 생각해 흑염소를 달여주면 진한 향과 누린 맛 때문에 드시지 않았다고 한다. 4남매의 어머니이고 이제 9명의 손주를 둔 어머니는 내가 만든 흑염소를 잘 드신다. 실제로 내가 만든 흑염소 보양식은 누린 맛이 없고 맛이 꽤 좋은 편이다.

장어, 흑염소, 잉어와 같은 동물성 보양식은 확실히 압도적인 에너지를 자랑한다. 식물성 보양식과는 주요 성분이 완전 다르기 때문이다. 고단백, 수많은 아미노산과 무기질이 단시간에 효능을 나타내게 한다.

흑염소는 민간에서 내려오는 전설적인 보양식이다. 이미 우리나라 사람들은 흑염소 효능에 대해 너무나 잘 알고 있다. 여자 나이 40세 이전에 흑염소를 3년 이상 먹으면 건강해진다거나, 할머니가 며느리와 딸에게 흑염소 보양식을 선물하며, 20-30대 자녀들이 부모님의 기력회복과 원기충전을 위해 선물하기도 한다.

안타깝게도 우리나라 사람들이 언제부터 흑염소 고기와 흑염소 탕, 흑염소 진액을 먹었는지에 대한 기록은 정확히 전해지는 바가 없다. 특히 여성의 산후에 흑염소 진액을 먹던 것은 역사가 매우 오래된 것으로 보인다. 민간에서 먹어오던 역사가 건강원과 한의원에서 먹기 좋게 파우치로 나오면서 현재까지 이어진 것으로 보인다.

흑염소는 정확히 어떤 성분과 효능이 있으며, 누가 먹으면 어디에 좋은가?

이에 대한 대답을 내리기 위해 농촌진흥청, 농림수산부, 각 지역 농업기술센터를 비롯한 각 대학 연구소, 석박사 과정, 교수들, 제품 제조원들까지 전문적인 실험을 통해 흑염소의 효능에 대한 연구를 진행 중이다. 나도 그 중 한명이다.

마성의 보양식, 흑염소! 이제 차근차근 그 마성을 함께 탐구해보자.

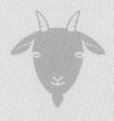

2

흑염소, 알수록 어려운 너

❦ 양, 염소, 산양

양과 염소, 산양을 나란히 놓고 비교하려는 이유는 무엇일까? 이 책을 읽고 있는 당신은 세 동물을 명확히 구분할 수 있는가? 오래전부터 양과 염소, 산양은 동서양을 막론하고 모두가 헷갈려 하는 동물들이었다.

양(Sheep) : 소목 소과 양속
염소(Goat) : 소목 소과 양아과
산양(Goral) : 소목 소과 산양속

양은 소목 소과 양속에 해당하는 동물로 우리는 털이 복실복실한 하얀 면양을 쉽게 떠올린다. 떼를 지어 살며 높은 곳에 올라가기를 좋아한다. 성질은 온순한 편이고 식물과 목초를 먹는다. 생후 2년이 지나면 번식이 가능하고 10-20년 정도 살 수 있다. 염소 꼬리 밑에 있는 취선(臭線)이 양에게는 없다. 야생양은 이게 정말 양인가 싶을 정도로 뿔도 무섭고 크다.

염소는 소목 소과 양아과의 포유류로 한자로는 고력양(羖䍽羊)이라고 한다. 가축과 야생염소가 있으며, 어릴 때는 양과 비슷해 구별이 어렵다. 염소의 수컷에는 턱수염이 있고, 네 다리와 목은 짧고, 코 끝에 털이 있다. 몸 빛깔은 갈색, 검은색, 흰색과 갈색, 회색, 검푸른색 등이 있다. 험준한 산에서 살고, 먹이는 식물을 가리지 않고 잘 먹는다. 10-14년 정도 살고, 생후 1년정도 지나면 번식이 가능하다.

산양은 역시 소목 소과 산양속의 포유류지만 양과도, 염소와도 약간 다르게 생겼다. 1968년 11월 천연기념물 제 217호로 지정되었고, 2012년 7월 멸종위기 야생생물 1급으로 지정되어 보호받고 있다. 외국산 산양과는 속(屬)이 다르다. 우리나라에는 설악산, 대관령, 태백산과 같은 기암절벽으로 둘러싸인 산림지대에 서식하며 성질이 매우 국소적이어서 한번 살기 시작한 곳에 영원히 살며 이동하지 않는다. 그래서 멸종위기종이 되기도 쉬웠던 듯하다. 염소와 비슷하게 울지만 귀는 더 길고, 빛깔은 옅은 쥐색이다. 몸 뒤에 짧은 갈기가 있고, 꼬리 끝에 흑백의 긴 털이 있다.

흑염소는 검은색 염소이다. 염소 중에서 작은 편으로 30-40kg 정도이다. 뿔은 암수 모두 있고, 수컷의 뿔은 크고 뒤로 많이 휘어지며, 암컷의 뿔은 가늘고 휘어짐이 약하다. 우리나라에서 볼 수 있는 흑염소는 한국 재래 토종이 가장 많으며, 젖을 이용하는 유용종(乳用種)보다 고기를 이용하는 육용종(肉用種)이 더욱 보편적으로 사육되고 있다. 한국 재래 토종은 가리지 않고 아무거나 잘 먹고, 추위에도 강하며 성질도 온순하고 엄청난 체력을 자랑하며 수명은 10-15년 정도이다.

양과 염소가 다른 걸 누가 모를까 생각할 수도 있을 것 같아 사진을 준비했다. 염소를 산에 사는 양인 산양이라고 불러온 것도 이해가 간다. 워낙 비슷하게 생겼기 때문이다.

양

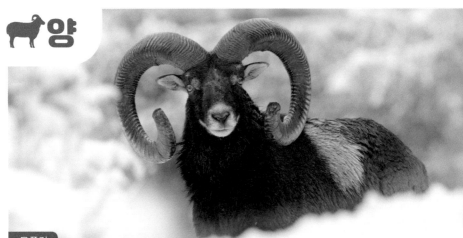
무플런

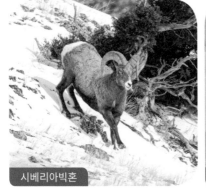
시베리아빅혼

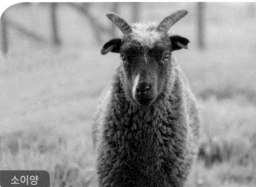
소이양

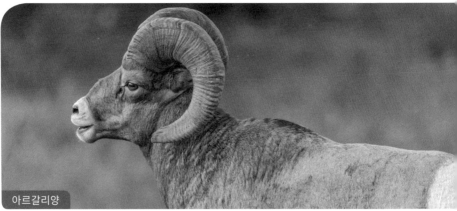
아르갈리양

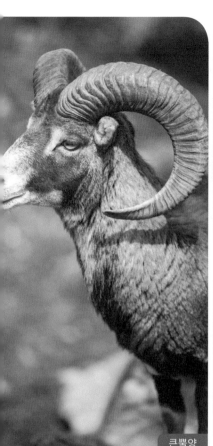

큰뿔양

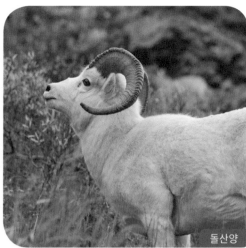

돌산양

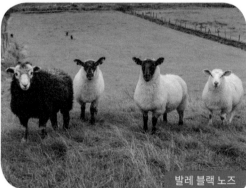

발레 블랙 노즈

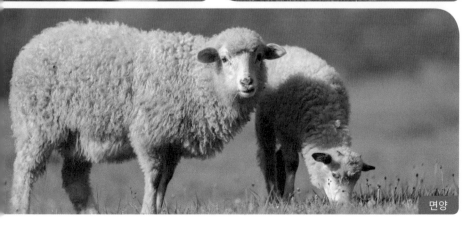

면양

🐐염소

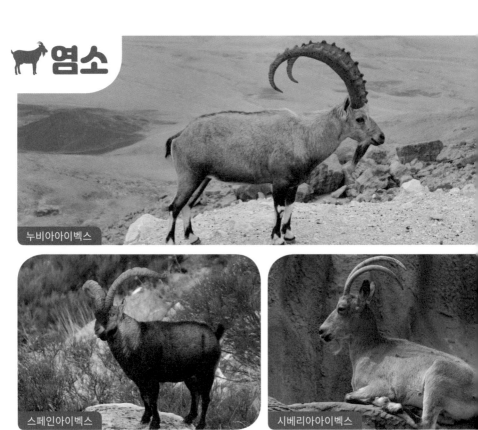

누비아아이벡스

스페인아이벡스

시베리아아이벡스

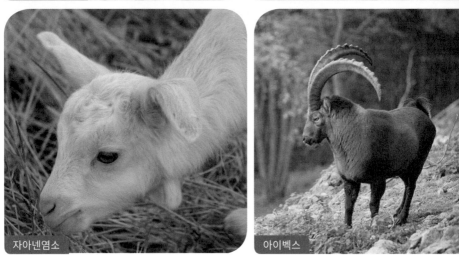

자아넨염소

아이벡스

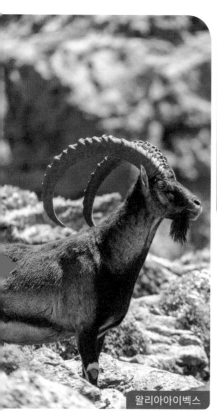

왈리아아이벡스

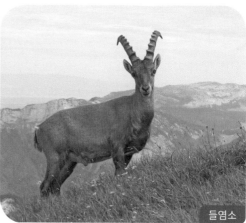

들염소

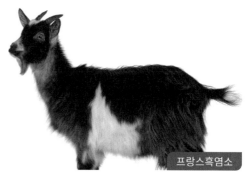

프랑스흑염소

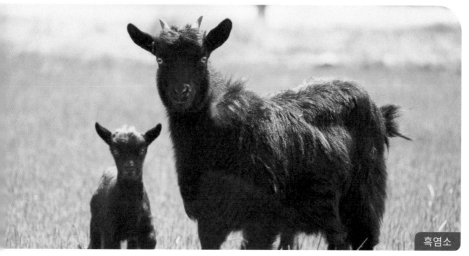

흑염소

이게 정말 양인가 싶을 정도로 무섭게 생긴 녀석들부터 친숙한 면양까지 다 양이다. 뉴질랜드에 녹용원정대를 이끌고 방문하면 사람보다 양을 더 많이 본다. 처음에는 산과 들에 하얀 것이 박혀 있다고 생각했는데, 그게 다 풀을 뜯어먹거나 쉬고 있는 하얀 면양이었다. 내가 본 양은 정말 일부에 불과했던 것이다.

염소는 생긴 것은 양보다는 소에 가까워 보이는데, 수염이 눈에 띄며, 양보다는 뭔가 재빠르게 생긴듯 하지만 계속 보다 보면 뭐가 뭔지 어려워진다. 일반적으로 "양"하면 떠오르는 털이 북실북실한 면양만 생각하면 왜 양과 염소를 헷갈리는걸까 생각되지만, 야생을 뛰어노는 수많은 종의 양과 염소를 동시에 보다 보면 2017년에 들어와서야 양과 염소를 구분하기 시작한 것도 이해가 간다.

🐐 우선, 염소를 알아보자

  염소는 소목 소과 양아속 염소속에 속하는 포유동물이다. 염소에서 염(髥)은 구레나룻 염(髥)에 소(牛)를 붙여 염소라고 한다. 염소만의 특이한 점은 눈에서 나타난다. 얼굴 양쪽에 눈이 있어 바로 뒤를 제외한 모든 방향을 쉽게 볼 수 있어 천적으로부터 쉽게 도망칠 수 있다. 눈동자가 직사각형이며, 밤에는 동그랗게 변한다. 사방 어디서든 적의 등장을 재빨리 알아채기 위한 진화의 결과이다.

  수염이 없는 동물이 많은데 염소는 수염이 있어 염소(髥小)라고 부른다. 소(小)는 소(牛)라는 뜻인데, 사실 소가 아닌데 소라고 했다. 조선 전기의 어문학자 최세진의 훈몽자회(訓蒙字會)에 고력을 풀이해 '염쇼'라고 하였으니, 또한 '수염이 있는 소'라는 뜻이라고 되어 있다.

  예로부터 염소를 산양(山羊)으로 불렀다. 여기서 혼돈이 시작된다. 조선시대 이전의 문헌에는 고양(羖羊)/고(羔), 고력양(羖䍽羊), 전(羶) 또는 염우(髥牛)라고 하였다. 우리가 알고 있는 양은 흰 털이 복실복실한 면양(綿羊)이다. 한반도에서 지금 부르는 염소란 이름은 원래는 별칭에 불과했고, 갑골문이 만들어지던 고대부터 줄곧 걸(羊)이라고 불렀다고 한다.

  중국어와 일본어에서는 아직도 염소를 산양(山羊)으로 표기한다. 산양은 사실 염소와는 다른 종인데 말이다. 멸종위기종으로 정해진 산양은 양이나 염소와는 달리 산양속에 속하며, 히말라야 인근 네팔, 인도, 부탄 등에서 서식하거나 중국, 티벳, 베트남 일대에 서식하는 산양도 있다.

염소: 턱에 수염이 난 소
산양: 북부 고산지대의 험준한 산기슭에 사는 야생산양
　　　고양(羖羊), 고(羔), 염우(羷牛): 염소 (조선시대 이전의 문헌)
　　　고력양(羖䍻羊): 일종의 牝黑羊, 즉 암컷 흑염소(양)
양: 면양(綿羊). 소과에 속하는 포유동물.

2017년 9월까지 한국에서는 법적으로 양과 염소를 동일한 동물로 다루고 있었다. 그 전까지는 축산법에서도 '양'을 염소 등 산양을 포함하는 개념으로 명시해 왔다. 염소와 양은 생물학적으로도, 생김새도 다른 동물인데 말이다.

농림축산식품부도 염소와 양이 구분되지 못했던 명확하게 설명하지 못하고, 단지 염소에 속하는 산양을 양으로 분류해 왔기 때문이라고 추정한다. 그렇기 때문에 일부 상인들이 값싼 수입산 양고기를 염소고기로 둔갑해 판매하거나 하는 일이 있었다.

🐐 양과 염소는 무엇이 다른가

양과 염소는 같은 양아과에 소한다. 약 400만년 전에 그 종이 갈라졌다고 보고 있는데, 염색체 숫자를 보면 양이 54개(27쌍)인데 비해 염소는 60개(30쌍)이다. 사실 흰 털이 뽀송뽀송한 양과 마른 이미지의 염소를 떠올려 보면 외모와 성격, 행동이 너무 달라서 같은 아과에 속한다는 것이 신기할 수 있지만, 야생 염소와 양을 보면 구분이 힘들 정도로 비슷하게 생긴 품종들도 많이 있다.

염소는 현대에 정의한 생물분류 체계상으로는 소이기도 하고 양이기도 하다. 그나마 세부적으로 분류되어 정의된 것이 21세기, 그것도 2010년대라서 아직도 혼돈이 많다. 염소는 소목 소과 영양아과 양족 염소속에 속하며, 크게 보면 소의 친척이며 양과 사촌 정도 된다.

2014년 학술지 사이언스에는 양의 게놈을 해독한 논문이 실렸다. 양과 소가 갈라진 것은 약 2,000만 년 전이고, 양과 염소는 약 400만 년 전에 갈라졌다. 사람과 침팬지가 갈라진 시점보다 200-300만 년이 늦다.

양은 몸집이 크고 복스러운 반면, 염소는 상대적을 날씬하고 근육질처럼 보인다. 양은 구레나룻과 같은 갈기가 있지만 염소는 턱수염이 있다. 아래로 처진 꼬리는 양이며, 염소 꼬리는 바짝 서 있다. 양은 인중이 갈라져 있지만 염소는 붙어 있다. 천성이 온순하고 무리 지어 있는 것을 좋아하는 양과는 달리 염소는 호기심이 많고 활동적이며 혼자서도 잘 지낸다.

하지만 이것은 우리가 알고 있는 대표적인 면양과 염소의 차이이다. 야생 양과 야생 염소로 갈수록 일반인들은 구분이 어려우며, 뿔의 형태도 이게 과연 양일까 싶을 정도로 괴기한 경우도 있다.

우리 조상들은 양을 순하고 다툼이 없고 어질고 착하며 참을성이 있는 동물, 즉 평화와 희생을 상징하는 동물로 여기기도 하였다. 그러나 주로 농경문화였던 우리나라는 목양(牧羊)이 토착화되지는 못하였다. 다산(茶山) 정약용(1762~1836)은 『목민심서』에서 "옛날 조선에는 양이 없다. 군현(郡縣)에서 기른 것은 모두 검은 양이었다"고 기록했다. 여기서 검은 양은 염소를 지칭한다. 국내 첫 면양 사육은 고려 때 금나라에서 들여온 것으로 알려져 있다.

우리나라 150만여 개 지명 중 40여개가 양과 관련한 지명인 것으로 나타났다. 물론 이 40여 개에는 양과 염소가 혼재되어 있기도 하다.

전라남도 영광군 백양리의 '아양마을', 전라남도 신안군 자은면의 '양산', 봉우리가 뾰족한 양의 뿔을 닮았다 하여 유래된 '양각산', 산이 구불구불 이어진 계곡과 복잡한 산세로 인해 마치 양의 내장 속에 숨어들어간 것 같다 하여 유래된 '내장산', 불법(佛法)에 감화한 흰 양과 관련한 유래를 지니는 '백양사' 등이 대표적이다.

🐐 산양과 염소는 무엇이 다른가

앞에서 정리한 것처럼 산양(山羊)은 북부 고산지대 험준한 산에 사는 야생 산양이다. 염소를 보고 산에 사는 양 같은 녀석이라고 해서 산양이라고 부르면 큰 오류가 발생한다. 염소와 산양은 전혀 다르기 때문이다.

1968년 11월 20일 천연기념물 제217호로 지정된 소목(우제목=偶蹄目) 소과의 포유류로 학명은 Nemorhaedus goral raddeanus이다. 가축인 염소와는 다른 품종이며 꼬리가 20~45cm로 길게 늘어져 있고 털색은 담회색 또는 적갈색을 띠고 있다. 국내에서는 1950 년 이전까지만 해도 설악산 깊은 골짜기에 많이 살고 있었으나 지금은 그 모습을 찾아보기가 매우 힘들다.

한편 염소는 소목 소과의 포유류로 학명은 Capra hircus로 산양과는 확연히 다르다. 지금까지 국내에서 사육하고 있는 염소는 대부분 털이 검은 염소이며 산에서 방목으로 사육해 왔기 때문에 산에서 기르는 염소, 즉 산양으로 불렀다.

그러나 근래 체구가 큰 외국산 염소가 들어와 국내 흑염소와 교잡되어 외모와 털 색으로는 구분하기가 매우 어려워 도입염소와 교잡종을 구분하기 위해 재래산양, 재래흑염소 또는 토종흑염소로 부르고 있다. 따라서 흑염소는 재래종과 교잡종을 총칭하는 용어이며 재래흑염소와 교잡흑염소로 구분해 표기하고 흑염소를 산양 또는 재래산양이라고 표기하는 것은 부적절하다고 할 수 있다.

🐐 염소와 흑염소

    우리나라 염소는 흑색, 갈색, 백색 세 종류가 있었다고 한다. 1998년에 대구대학교에서 진행한 연구에 따르면 흰색 동물 사육에 대한 한국인들의 반감에서 시작된 것인지, 점차 염소는 흑색종만 남아있게 되었고, 그 흑색종을 우리나라에서는 하나의 품종으로 흑염소라고 한다. 실제로 지금 한국에서 볼 수 있는 대부분의 흑염소는 젖보다는 고기를 사용하는 육용종의 한국재래토종 흑염소이다.

    흑염소는 소나 양과 같이 되새김질을 하는 가축으로 위는 4개가 있고 앞뒤 발굽은 각각 2개씩 있으며, 간혹 뿔이 없는 것도 있으나 재래흑염소는 반드시 뿔이 있다. 흑염소의 털은 대개 짧으며 약간 거칠다. 턱 밑에 수염을 육염(肉髥)이라고도 하는데, 재래흑염소는 육염이 없고, 유산양(乳産羊)과의 교잡에 의한 혈통은 육염이 있다. 재래흑염소는 체구가 작고 귀가 작고 늘어지지 않으며, 안면은 짧고 털색은 검고 짙다. 혀와 항문, 꼬리피부까지 검은 것이 특징이다.

    흑염소의 유래에 대한 자료로는 500년대의 중국에서 가장 오래된 백과사전 제민요술에 "양의 종류로 백양과 고양이 있는데, 고양은 검은 암양을 의미하는 말"이라고 되어 있다. 본초강목에 산양이란 원야(原野)에 있기 때문에 산양(山羊), 야양(野羊), 완양(羱羊)이라 표기되어 있으며, 고력양이란 말이 나오는데 력(羷)은 오늘날의 흑염소를 말하는 것으

해석할 수 있다. 또한 정동유의 주영편에 고(羖)는 양의 일종이나 털이
곱슬곱슬하지 않고 턱에는 수염이 있어 양과는 다르다.

🐐 흑염소를 키우다

염소가 가축으로 자리잡기 시작한 것은 기원전 7천 년경, 오늘날의 이란과 이라크 국경지대인 자그로스 산악지대에서 서식하던 염소가 가축화된 것이 시초로 보고 있다. 고대 이집트에서는 기원전 3500년, 중동에서 유입된 가축화된 염소로 추측되는 나선형 베조아르 염소 뿔이 출토되었다. 다리가 길고 털이 짧으며 털 색은 적, 흑, 황갈, 백색 등 다양했으며 고대 이집트인에게 고기와 젖을 공급하는 등 경제적으로 중요한 역할을 했을 것이다.

현대 염소 품종의 대부분은 뿔의 모양으로 볼 때 카프라히커스종이 선조인 것으로 추정하고 있다. 여러 고고학적인 자료와 문헌에 의하면 염소의 전파경로는 야생산양이 가축화되면서 중동지방으로부터 동남아시아로 전파되었을 것으로 보인다. 또한 중동지방에서 일부 염소가 동남아시아와 중국 및 몽골 지방으로 이동하였다.

우리나라 역시 다양한 추측이 가능하다. 약 2천 년 전인 삼한시대 말부터 가축화 되었을 것으로 추정하고는 있지만, 문헌에 의한 확증은 조선 초기에 등장한다. 태종16년 (1416) 5월 7일에 전구서(典廐署)와 예빈시(禮賓寺)에서 기르는 염소(羔), 양(羊), 당저(唐猪), 기러기(雁), 오리(鴨), 닭(鷄) 등을 사육하는 쌀과 콩이 너무 많으니, 이제부터 한결같이 농잠집요(農蠶輯要)의 법에 의하여 양사(養飼)하라고 나온다.

1910년대에는 우리나라 염소 분포 상태가 호남 지방을 비롯한 남부 지방에 편재해 있었다. 북한을 경유해 염소가 들어왔다는 설보다는 중국과 근접한 동해 연안으로부터 서해안을 통해 유입되었을 것이라 많은 전문가들이 추측한다.

우리나라의 흑염소 사육 형태는 방목형, 방목과 사사의 절충형, 사사형으로 나뉜다. 방목형은 산지나 초원을 이용하여 4월부터 11월 사이에 완전 방목해서 키우는 사육형태로, 가장 자연스럽고 환경친화적인 사양 관리이다. 관리 노동력, 건축비, 사료비 등이 절감되어 생산비를 낮출 수 있는 장점이 있다. 그러나 여름이 지나고 나서는 보충 사료를 줘서 영양분이 부족하지 않도록 해야 하며, 구간별로 분리해서 그룹별로 분리 방목하지 않으면 서로 싸우고 죽이거나 근친번식을 하는 등의 문제점이 발생한다.

사사형은 축사 내에서 사육하는 집약적인 사육 형태로 시설비와 사육비는 많이 소요되지만, 좁은 면적에서 많은 흑염소를 사육할 수 있다. 관리의 효율성과 성장단계별 분리사육이 가능하며, 번식관리도 용이하다. 이러한 이유로 방목형과 사사형을 절충하는 것이 보편화되었다. 흑염소는 대부분 소규모로 사육되어 왔고, 산업적인 비중이 낮아 축산 관련 분야에서도 별 관심이 없었다. 1980년대 이후 건강식품에 대한 소비 증가와 한우농가에서 염소농가로 축종전환을 하는 축사가 늘어나면서 사육 규모가 증가해 왔다.

흑염소 제품을 개발하면서 지방자치단체와 협동조합을 통해 들은 흑염소 시장은, IMF 경제위기로 타격을 입거나, 일부 흑염소 협동조합의 과도한 유통 확장으로 인해 사업규모가 많이 줄었다는 것이다. 더구나 엄청나게 사료를 많이 먹는 흑염소 때문에 사료값을 대기 어려워 지자체가 융자를 해주는 경우도 많았다. 이제 흑염소 농장은 화려한 부활을 위해 맛있고 영양이 좋은 사료와 사육환경 개선 등 흑염소 복지까지 신경 쓰고 있다.

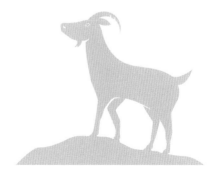

🐐 흑염소를 달여먹다

우리는 흑염소 고기보다는 건강원에서 달여 먹는 흑염소에 더 익숙하다. 우리나라 흑염소의 80% 이상이 증탕 가공 방식에 의한 추출액으로 유통되고 있는 것만 봐도 그러하다.

한의원도 아니고, 건강기능식품을 제조하는 공장도 아니고, 제품을 기획하는 전문 회사도 아닌 건강원은 사실 40대 이상 연령대에겐 생소한 곳은 아니다. 2020년 기준 국내 건강원 개수는 13,000개 정도이다. 정확한 통계를 제공하는 자료가 없어 네이버 지도 기준으로 검색해본 결과이다. 전라남도와 전라북도를 합친 건강원 수는 경기도 전체의 건강원 수와 비슷하다. 전에는 동네마다 쉽게 찾아볼 수 있던 건강원이 지금은 잘 안보이기에 많이 사라졌나 싶었는데, 전라도에 출장을 가 보니 여전히 많은 수의 건강원이 활발하게 영업 중이었다. 역시 수요가 있으면 공급도 있는 법이다.

건강원이나 한의원에서 탕(湯)이라고 하는 것은 무엇일까? 탕과 즙은 구별하는 것이 맞다. 탕은 쉽게 말해 "액체 제형"으로, 원료에 물을 가해 달여 찌꺼기를 버리고 그 액체를 취해 먹는 것이다. 제형 자체가 우리 몸으로의 흡수가 쉽고, 치료 효과도 비교적 신속하다. 즙(汁)이란 고기, 채소 등 수분을 함유하고 있는 물체에서 짜낸 액체나 농축액을 이르는 말이다. 과일즙은 특히 주스라고 한다. 그래서 흑염소는 즙이 아니라 탕액으로 표현하는 것이 정확하다.

중국의 후한말부터 당나라까지는 본격적인 '탕액의 시대'였다. 자연스럽게 우리나라에도 탕액이 전해진다. 허준의 동의보감에서도 탕액서례(湯液序例)에서 약재의 탕액으로 만드는 이론을 통괄적으로 전하고 있으며, 민간 약방부터 왕실의 의원까지 약을 '달여 먹는 것'에 대한 인식이 보편적으로 자리잡고 있었다.

달여 먹는 것 이전의 '끓여 먹는 것'에 대한 역사에도 주목해보자. 농경사회에서 찰기가 도는 쌀로 밥을 지어먹는 식사 문화권에서는 밥과 함께 국물음식을 먹는 것이 보편화 되었다. 탕과 국이라는 말은 우리는 명확하게 구분하여 쓰고 있지 않지만 흑염소탕과 흑염소국, 매운탕과 매운국, 소고기탕과 소고기국, 된장찌개와 된장국과 된장탕 등 뉘앙스에서 탕과 국을 구분할 수 있다.

탕이란 일반적으로 건강이나 양기를 돋우기 위해 재료를 꼼꼼하게 선택하여 정성을 들여 끓여 내는 이미지가 있으며, 국이란 비교적 단시간 조리를 계절과 상황에 맞게 먹을 수 있도록 하는 이미지가 강하다. 탕이란 원래 뜨거운 물을 의미하기도 한다. 중국에서는 각종 식음료와 차를 탕이라 했다. 인삼차를 인삼탕이라 하고, 한약을 배합하여 끓인 것을 탕이라 하기도 한다.

우리나라도 마찬가지다. 동의보감에는 "탕은 끓는 물에 약이성(藥餌性) 재료를 넣어 비탕(沸湯)하여 달인 것이며, 질병 또는 보강제로 사용한다"고 했다. 조선시대에는 만들기 까다롭고 구하기 어려운 차를 마시기 보다는 약리성 재료를 이용하여 체력향상과 질병예방을 겸할 수 있는 탕 종류가 널리 음용되었음을 알 수 있다. (백탕, 습조탕, 향소탕, 봉수탕, 행락탕 등)

신라시대에 처음 차(茶)가 재배되기 시작한 이래 조선시대까지 이어져왔으며, 이웃 국가들과 풍부한 토산차를 교류해왔다. 한의학에서는 오랫동안 차를 향약(鄕藥)으로 활용해왔다. 우리나라에서 가장 오래된 의서인 향약구급방(鄕藥救急方)에도 등장하는 것으로 미루어 볼 때 13세기 이전부터 차를 마셔왔던 것으로 보인다. 동의보감에 언급된 차의 개념에는 차나무의 잎이나 그 분말을 포함한 고형제재, 더 나아가 차를 우려내거나 끓여낸 액상추출물을 말한다.

식사와 음료에서 벗어나 온천탕, 해수탕 등 뜨거운 물로 입욕을 하는 것까지 우리는 탕이라고 한다. 단순히 탕은 식사용, 약용음료, 국물요리는 물론 뜨거운 물과 관련한 모든 것을 탕(湯)이라고 지칭하고 있는 것이다. 여기서 중요한 것은 탕은 "뜨겁고 덥히는 이미지"가 있다는 것이다.

🐐 한약의 명칭, 뭐 이리 많은가?

한의원에서 진액으로 된 약을 처방하는 것을 보통 "한약(漢藥/韓藥)" 이라고 한다. "탕약(湯藥)"이라고도 하는데, 이는 생약(生藥), 즉 한약재에 적당한 양의 물을 가하고, 약한 불에 달인 액체를 말한다. 2020년 11월 20일부터 실시된 첩약 건강보험에서 들어본 "첩약(貼藥)"이란 본래 한약 제형의 하나이다. 처방 한약들을 법제에 따른 크기로 자르거나 짓찧어 섞어 한번 먹는 양을 보통 1첩이라고 한다.

즉, 한약, 탕약, 첩약 대부분 혼동되어 쓰긴 하지만 '특정 질환을 치료하기 위한 목적으로 처방된 전통 원료 기반의 약'이라는 맥락은 상통한다.

환(丸)이란 약재를 가루로 만들어 반죽해 작고 둥글게 빚은 약을 말한다. 천천히 씹어서 약재의 맛을 그대로 느끼며 섭취하는 형태를 선호하는 사람들에게는 진액보다 환이 인기가 많다.

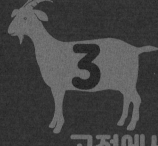

3

고전에서의 흑염소

🐐 염소와 검은색 염소

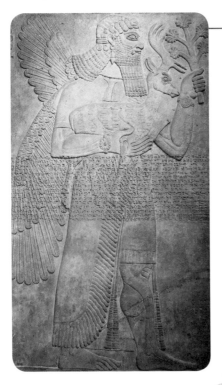

염소는 신성(神性)을 가진 존재로 풍요의 상징으로 여러 신화 속에 등장한다. 고대 서아시아 수메르와 바빌로니아 신화의 최고신이자, 물을 주관하는 신인 에아(Ea)는 물고기의 꼬리를 가진 염소로 표현된다. 풍요의 신이자 인간의 창조주로 표현되는 마르두크(Marduk)신과 수렵의 여신들을 따라다니는 동물도 염소이다.

그리스신화에도 염소가 등장한다. 제우스가 어린 시절에 아버지 크로노스의 폭주를 피해 크레타 섬에 숨어 염소 아말테아의 젖을 먹고 자랐다는 이야기도 남아 있다.

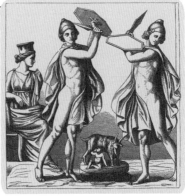

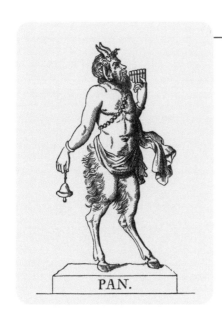

PAN.

헤르메스의 아들로 머리에 뿔이 있는 판(Pan)은 하체가 염소인 반신반수이다. 자연과 목축의 신인 판은 인간의 모습과 짐승의 모습을 모두 가지고 있다는 뜻이다.

북유럽신화에서는 천둥신 토르(Thor)의 전차를 끄는 두마리 염소가 등장한다. 흑과 백의 염소 두마리일 때도 있고, 모두 흑염소로 표현될 때도 있는데, 염소가 죽더라도 토르가 망치를 휘두를 때마다 부활한다.

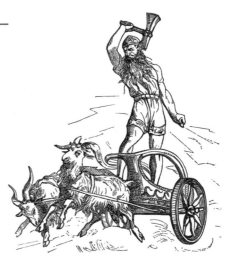

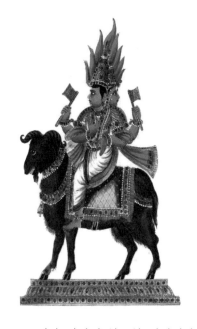

인도 경전 베다(Vedas)에 기록된 불의 신 아그니(Agnee)는 숫염소를 타고 다닌다. 아그니는 불의 신이라 염소를 타고 다니는데, 동양의 문헌인 본경소증에서도 염소의 성질을 화(火)로 배열하는 모습이 절묘하게 연결이 된다.

그러나 이렇게 친근한 이미지만 있는 것은 아니다. 크리스트교에서의 염소는 악(惡)이다. 악마, 사탄, 죄인, 음란한 이미지를 가지고 있으며 제물로 사용할 때는 세상의 죄를 모두 짊어진 예수를 상징하기도 한다.

마녀들이 숭배했다는 염소의 모습을 지닌 악마, 사바트의 염소로 불리기도 하는 바포메트(Baphomet)는 머리와 다리는 염소이고, 몸은 여성이며, 등에는 새의 날개가 있다. 이슬람교의 시조 마호메트의 변형된 이름으로 추정되며, 크리스트교에게는 완전히 이교도적인 악마를 의미한다.

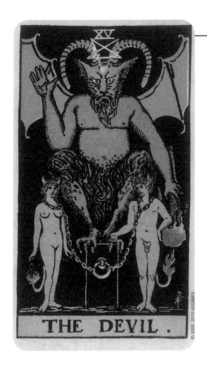

타로카드에는 15번 데빌카드가 있다. 검은 배경에 엄청나게 무섭고 기괴하게 생긴 악마가 자리잡고 있다. 뿔이 달린 머리에 염소 얼굴, 등에는 날개, 몸통은 털이 많은 인간, 독수리의 다리를 하고 있으며, 이마에는 뒤집힌 오각형 별이 있다. 집착, 중독, 환각, 속박, 성욕 등의 점술적인 의미가 있고 해방, 자유의지, 허상을 꿰뚫어 본다는 상징이 있다.

비극이란 뜻의 영어 단어 Tragedy는 라틴어 염소(Tragos)를 바치는 노래(Ode)에서 유래했다. 제사에 바치는 제물인 희생양도 영어로 scapegoat (달아난 염소)다. 여기도 goat를 양으로 번역했다.

종교적으로 많은 상징을 가진 염소는 자연스럽게 예술가들의 영감의 원천이 되기도 했다. 피카소는 별장에서 키우는 염소 에스메랄다를 보고 "봄을 위한 습작"을 그렸고, 아직까지도 엄청난 사랑을 받는 조각

"She-Goat"를 만들었다.

유대인인 샤갈은 고향을 그리워하는 마음으로 염소를 자주 그렸는데, 나와 마을 'Moi et le Village'에서는 염소와 친근하게 대화하는 모습도 있다.

염소는 유대인에게는 속죄의 상징이다. 대사제가 두 마리의 염소를 끌고 나와 하나는 제물로 쓰고, 하나는 이스라엘 백성의 죄를 전가한 후 풀어주었다고 한다.

영국 작가 조지 오웰은 대표작인 동물농장에서 늙은 지식인 뮤리엘을 염소로 그렸다. 소비에트 연방 지식인층의 운명을 상징한다고 해석된다.

뮤지컬 위키드(Wicked)에서는 사회에서 차별받는 소수민족과 인종의 상징으로 염소인 딜라몬트 박사가 나온다.

🐝 별자리 이야기

　　하늘의 별들을 이어 동물, 물건, 인물을 연상할 수 있도록 이름 붙인 것을 별자리(Constellartion), 성좌(星座)라고 한다. 시대와 문화권마다 모양과 상징이 달랐지만, 1930년 국제천문연맹이 지정한 공식적인 88개의 별자리로 확정되었다.

　　점성술, 별점(Horoscope)은 천체에 나타나는 천문 현상을 통해 길흉을 점치는 술법이다. 하늘에 떠 있는 별자리에 모양과 의미를 부여하고 미래까지 예언한다니 대단한 발상이다. 잡지 뒤에 별자리 운세로 익숙한 황도12궁(Zodiacal Signs)은 서양 점성술에서 황도대를 춘분점을 시작으로 30도 간격으로 12등분한 영역을 가리키는 것으로, 각 영역에 별자리 12개를 대응한다. 쉽게 말하면 황도(黃道)를 지나는 별자리 중 대표적인 12개를 골라 지구인의 인생을 결정짓는다.

　　3,000년만에 기존 12자리에서 새로운 별자리인 뱀주인자리(땅꾼자리)가 추가되어 13자리가 되었는데, 아직 대중적으로 자리잡지는 않았다.

♈	**양자리** Aries 3/21-4/19	♉	**황소자리** Taurus 4/20-5/20
♊	**쌍둥이자리** Gemini 5/21-6/21	♋	**게자리** Cancer 6/22-7/22
♌	**사자자리** Leo 7/23-8/22	♍	**처녀자리** Virgo 8/23-9/22
♎	**천칭자리** Libra 9/23-10/23	♏	**전갈자리** Scorpius 10/24-11/21
♐	**궁수자리** Sagittarius 11/22-12/21	♑	**염소자리** Capricornus 12/22-1/19
♒	**물병자리** Aquarius 1/20-2/18	♓	**물고기자리** Pisces 2/19-3/20
⛎	**뱀주인자리(땅꾼자리)** Ophiuchus		

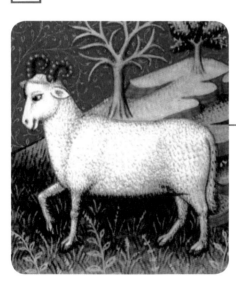

양자리

Aries symbol c. 1440-1450
Book of
Hours, the Fastolf
Master, Bodleian
Library, Oxford
C.160. MS. Auct.
D. inf.2, 11, fol 3r

양자리는 백양궁(白羊宮)이라고 한다. 황도 12궁의 첫번째 별자리로 유명하지만, 실제로는 별 3개가 삼각형으로 모여있는 것이 전부인 작은 별자리다. 언제나 그렇듯 왜 삼각형 별을 보고 양을 추정했는지는 미지수지만, 제우스가 헤르메스를 통해 하늘을 달리는 황금양을 보내 곤경에 처한 아이들을 구하게 한 이후 그 양이 하늘로 올라가 별자리가 되었다는 그리스신화가 대표적으로 전해진다.

전해지는 다른 신화는 그리스 신화의 보이오티아의 왕 아타마스와 네펠레의 자녀 이야기이다. 아타마스는 네펠레와 사이가 좋지 않자 테베의 왕 카드모스의 딸인 이노와 결혼한다. 이노는 네펠레의 아이들인 프릭소스와 헬레를 제거할 계획을 짜지만 네펠레는 아이들을 지켜달라고 간절히 신께 기도한다. 그 기도를 들은 전령의 신 헤르메스는 날개 달린 황금털을 가진 양을 아이들에게 보내 구하게 하는데, 대피하는 과정에서 양 등에 타고 있던 헬레가 깜빡 잠이 들어 바다로 떨어지게 된다.

그녀가 물에 빠진 해협은 그녀의 이름을 따 헬레스폰토스 해협이 되었고, 프릭소스는 양을 죽여 황금털을 벗겨내며 아르고호의 원정이 시작된다. 이 이야기를 들은 제우스는 남매를 태운 황금털의 양을 기념하며 별자리로 만들었다는 전설이다.

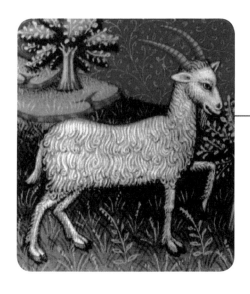

염소자리

3Capricorn symbol, c.
1440-1450 Book of
Hours, the Fastolf
Master, Bodleian
Library, Oxford
C.160. MS. Auct.
D. inf.2, 11, fol 12r

염소자리는 마갈궁(磨羯宮)이라고 하며, 가장 밝은 별이 4등성으로 매우 어두운 별자리이다. 이름은 염소자리이지만, 천문도 상에서는 늘 반염소/반물고기로 나온다. 수메르 유적 초창기부터 이런 형태이다. 그리스 신화에는 두가지 버전의 신화가 등장한다. 첫번째는 나일강 근처에서 연회를 열고 있던 신들에게 갑자기 괴물 티폰이 나타나 훼방을 놓기 시작했고, 놀란 신들은 제각기 다양한 모습으로 변해 급히 도망쳤다. 그 중 목신 판은 강에 뛰어들며 변신을 하다 너무 급한 나머지 상반신은 염소인데, 하반신은 물고기로 변해버리게 된 것이다. 이 모습이 너무 웃겼던 제우스는 그 꼴을 기념하겠다고 하늘의 별자리로 만든 것이다.

두번째는 크로노스에게 마지막 남은 아들을 살리기 원했던 제우스의 어머니 레아가 할머니인 가이아의 도움을 받아 크레타 섬의 요정들의 손에 제우스를 맡겼다. 염소 모습의 요정 아말테아가 제우스를 자신의 양아들로 삼아 젖을 먹이고, 열과 성을 다해 제우스를 키워주었다. 훗날 성인이 된 제우스에게 크레타에서 온 요정이 염소 가죽을 하나 전해주게 된다. 바로 자신을 키워주던 아말테아의 가죽이었다. 죽으면서 유언으로 자신의 가죽을 제우스에게 전해달라고 부탁한 것이다. 제우스는 자신을 돌봐준 양어머니 아말테아의 죽음에 슬퍼하며 영원히 그 은혜에 보답하기 위해 별자리로 만들었다는 것이다.

중국에서는 양자리를 백양좌(白羊座)라고 한다. 이름에서 알 수 있듯 하얀 양 자리이다. 반면 염소자리는 마갈좌(磨蝎座)라고 한다. 갈아 없어진다는 무시무시한 이름의 자리이다. 황도 12궁의 마갈궁과 같은 한자이다. 마갈궁은 옛 문헌에는 마갈(磨竭)이었다. 갈다, 문지를 마(磨)에 다하다, 없어진다는 갈(竭)이었다. 갈자를 슬쩍 흑양 갈(羯)로 바꾸었는데 이는 거세된 양을 의미한다.

일본에서는 양자리를 목양좌(牡羊座)라고 한다. 염소자리는 산양좌(山羊座)라고 한다. 엄연히 말하면 산양과 염소는 다르지만, 일본에서 염소를 뜻하는 말인 야기(やぎ)를 한자로 쓰면 산양(山羊) 혹은 야양(野羊)이 된다. 그러다보니 염소자리도 산양자리가 되어버렸다.

나도 염소자리다. 염소자리의 특징을 찾아보면 고집이 세고 개인주의적이며, 성실하고 책임감이 강하지만 엄격하고 융통성이 없다는 내용이 나온다. 끈기가 있고 진지하며, 노력을 게을리하지 않고 진취적이며, 주변의 간섭을 싫어하고, 주관이 확고한 별자리라고 한다. 자신의 성공과 명예를 위해서라면 냉정함을 넘어 냉혈하기까지 하다고 한다.

맞는 것 같긴 한데 어딘가 꽉 막히고 답답한 느낌이 든다. 동양에서는 마갈궁=염소자리는 '문장은 뛰어나지만 남들로부터 비난받는 운명'으로 알려져 있다. 중국에서는 당나라의 문학가 겸 사상가 한유(韓愈), 송나라의 문호 소식(蘇軾), 후한 초기의 역사가 반고(班固), 전한시대의 역사가이자 사기의 저자인 사마천(司馬遷)이, 그리고 조선에서는 허균과 정약용이 염소자리로 전해진다.

소식의 글에 "한퇴지(韓退之)의 시, 삼성행(三星行)에 '내가 태어날 적에 달이 남두에 있었다.'라고 하였으니, 퇴지는 마갈을 신궁으로 삼았음을 알겠다. 나도 그만 마갈을 명궁(命宮)으로 삼아서, 평생토록 비방을 많이 받았으니, 아마도 퇴지와 같은 병에 걸린 것이리라. (退之詩云 我生之辰 月宿南斗 乃知退之磨蝎爲身宮 而僕乃以磨蝎爲命 平生多得 謗譽 殆是同病也)"라는 내용이 있다.

허균은 "마갈의 궁은, 아! 하늘이 준 것이라 옮기기 어려워, 참으로 나의 운명 곤궁하도다(磨蝎之宮, 嗟天賦兮難移, 信我命兮厄窮)"라는 시를 '해명문(解命文)'(성소부부고 12권)에 남긴 바 있으며, 다산 정약용은 "제 일생이 마갈궁의 운명이라, 단지 '허무'라는 두 글자 뿐입니다. (此身

一生磨蝎, 只是虛無二字)"라는 기록을 남겼다.

염소자리였던 이들은 도대체 어떤 험한 말을 들었으며, 얼마나 운명이 곤궁했으며, 허무했기에 이런 글을 남긴 것일까? 염소자리의 한 명으로 매우 당황스러울 따름이다. 어쩌면 염소자리 후배인 내가 고결한 영혼과 탁월한 실력을 지닌 천재와 대가 선배를 보면서 그들의 능력을 당대에 펼치지 못함을 안타까워하며 술 한잔 올리고 싶은 심정이다.

이야기가 좀 벗어났지만 여전히 양과 염소는 헷갈리는 문제이다. 이제 본격적으로 고전 속의 양과 염소의 기록을 찾아가야 할 때가 왔다.

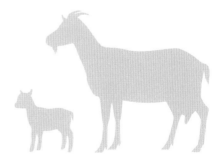

옛 문헌을 탐구하다보면 혼돈의 카오스 그 자체이다. 실제로 이 책을 쓰기 위해 자료를 정리하면서도 양과 염소를 구분하는 것이 본질적이면서도 매우 어려운 과제였다.

고대, 중세, 근대, 현대에 이르기까지 대다수의 사람들은 양과 염소의 구분을 명확히 하지 않았다. 딱 보기에도 털이 풍성한 면양은 양이지만, 산에서 뛰어노는 염소의 경우 산에 사는 양이라는 의미에서 산양(山羊)이라 한 것이다. 지금 우리가 알고 있는 산양은 아프리카 영양에 가까운 동물로 양도 염소도 아닌 다른 동물인데 말이다. 실제로 중약대사전에는 염소를 그려 놓고 산양이라고 표기해 두었다.

광개토대왕비, 일본서기 등 통일신라 이전의 기록에도 양(羊)이라는 글씨는 있으나, 양인지 염소인지는 분명치 않다. 이는 중국 고전들도 마찬가지이다. 최근까지도 수많은 학자들 사이에는 양과 염소에 대한 의견이 분분하며, 고전에 나오는 양과 염소의 효능을 명확히 구분하는 것은 사실 어려울 수도 있다. 우리나라의 한자 표기는 중국을 따르는 경향이 많은데, 중국조차도 양과 염소를 세밀하게 구분하지 않은 문헌이 많이 전해지기 때문이다.

심지어 2015년 양의 해에 십이지신의 열두마리 동물 중에 양(羊)이

양인지 염소인지에 대한 논쟁이 시작된 것을 보면, 양이냐 염소냐 산양이냐는 당분간 혼란을 안고 갈 문제임은 분명하다. 뉴욕타임스는 양(羊)의 해를 번역하면서 숫양, 양, 염소(ram, sheep or goat)를 전부 써놓고는 "뿔이 있는 동물(Horned animal)"이라고 설명했다. 워싱턴 포스트는 "반추동물(Ruminant)의 해"라고 얼버무렸다.

2021년에 정리되어 출간된 한약 기원 사전에는 양육, 양담, 선양간(羊肉, 羊胆, 鮮羊肝)을 소과(牛科) 동물 염소(산양 山羊/ Caprahircus L.) 또는 양(면양 綿羊/ Ovis aries L.)의 고기, 쓸개, 간장으로 정의하고 있다.

한의학의 기초가 되는 "본초"의 역사는 수 천 년을 거쳐 진화, 발전해왔다. 중국에서는 신농본초경으로부터 시작된 본초서 집필이 당송 시대 이후 관찬과 민간에서 모두 간행되었고, 특히 명나라 때는 농업과 상공업의 발달과 해외 무역의 활성화와 함께 본초를 유형별로 정리하는 책들의 가짓수가 늘어났다. 본초강목이 그 대표적인 예시이다.

우리나라는 삼국시대 이전부터 독자적인 약물학 지식과 함께 민간에서 사용되어 오던 내용들을 정리하고 있었는데, 신농본초경을 비롯한 정리된 본초체계가 도입되며 고려시대 향약구급방, 조선시대 동의보감 등으로 이어지게 된다.

그 수많은 본초들에서도 역시나 양과 염소는 혼재되어 있다. 혼란스럽긴 하지만 냉정하게 열린 사고로 고전을 탐구해 보자.

🐝 시경(詩經)

시경은 주나라 초부터 춘추시대 초기까지의 민요를 모은 중국에서 가장 오래 된 시집이다. 3,000여 편이 넘는 것을 공자가 311편으로 간추려 정리했다고 알려져 있지만, 현재 전하는 것은 305편이다.

시경(詩經)_국풍(國風)_제이 소남(第二 召南)편에는 "고양(羔羊)_염소"에 관한 시가 전해져 온다.

羔羊之皮	염소 가죽옷
素絲五紽	흰 실로 다섯 바늘 꿰맸구나
退食自公	밥 먹으러 가는 길
委蛇委蛇	의젓하고도 의젓하다
羔羊之革	염소 가죽 갓옷을
素絲五緎	흰 실로 다섯 바늘 꿰맸구나
委蛇委蛇	의젓하고도 의젓하다
自公退食	밥 먹으러 가는 길
羔羊之縫	염소 가죽옷 솔기에
素絲五總	흰 실로 다섯 바늘 꿰맸구나
委蛇委蛇	의젓하고도 의젓하다
退食自公	밥 먹으러 가는 길

시인이 말하고 싶었던 내용을 조금 자세하게 풀어보자.

작은 것을 고(羔)라 하고 큰 것을 양(羊)이라 한다. 고양지피는 염소 가죽으로 만든 옷이다. 관직에 있는 사람들이 따로 제복이 있는 것이 아니라 염소가죽을 덧댄 옷으로 약간 구별을 했던 것이다. 소(素)는 흰 것이고, 사(絲)는 실을 말한다. 타(紽), 역(緎), 총(總)은 옷을 꿰맨다는 뜻이다. 조정의 관리면 높은 자리에 있는 사람들이라 거만하고 사치를 부려도 될 것같은데, 떨어진 옷을 흰 실로 다섯 바늘이나 꿰매어 입는 모습에 절로 칭찬하는 시가 나온 것이다.

퇴식자공(退食自公)은 조정에서 물러나와 집에서 밥을 먹는 것을 말하니 지금 표현으로 바꾸면 퇴근하는 길 정도가 되겠다. '위이위이'는 들어가는 모양이 의젓하다 하니 으쓱거리며 나서는 모양이다.

이 내용은 천자문(千字文)에도 전해진다. 중국 양나라의 주흥사(周興嗣)가 무제의 명으로 지은 책인데, 한문 초학자를 위한 교과서 겸 습자 교본이다.

'고양(羔羊)'이라는 시는 중국 대륙 남쪽에 위치한 여러 나라의 벼슬아치들이 주나라를 세운 무왕의 아버지인 문왕의 정치에 감동받아 근검절약하고 공명정대하게 나랏일을 처리한 것을 찬양했다고 한다.

'고양'은 염소로, 고대 중국에서는 벼슬아치들이 염소의 가죽으로 옷을 만들어 의복으로 삼았기 때문에 벼슬아치를 상징하는 말이 되었다. 따라서 '고양'은 염소 털가죽 옷을 입은 벼슬아치들을 말하는 것이고, '시찬고양'은 청렴결백한 관리들을 칭찬한 내용이라고 보면 되겠다.

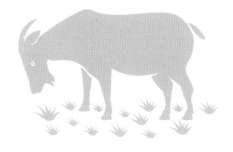

🐐 시찬고양(詩讚羔羊)

천자문의 25번째 구절이 '묵비사염(墨悲絲染), 시찬고양(詩讚羔羊)' 이라 되어있다. 묵자는 실이 물드는 것을 보고 슬퍼하였고, 시경에 고양 편을 찬양하였다는 내용이다.

묵자 소염편의 이야기이다. 묵자가 실이 물드는 것을 보고 탄식하여 말했다. 파란 물감에 물들이면 파랗게 되고, 노란 물감에 물들이면 노랗게 된다. 넣는 물감이 변하면 그 색도 변한다. 다섯 가지 물감을 넣으면 다섯 가지 색깔이 된다. 그러므로 물드는 것은 주의하지 않으면 안된다. 비단 실만 물드는 것이 아니라 나라도 물드는 것이다.

여기에 대구를 이루는 시찬고양은 주문왕 밑의 관리들이 헤진 염소 가죽옷을 꿰매입고 다닐 정도로 검소하다는 것을 찬양한 것이다.

🐝 신농본초경(神農本草經)

신농본초경은 신화속의 신농씨가 지은 것처럼 보이지만 이 시절에 글자가 없었는데 어떻게 기록했겠는가. 중국 후한(後漢)에서 삼국시대 사이에 집필되었을 것으로 추정되는 본초서이다. 양나라 도홍경(陶弘景)이 6세기 초에 교정하여 신농본초경 3권으로 정리하였다. 중국 최초의 약물학에 관한 전문 서적으로 본초경(本草經), 본경(本經)이라고도 불린다.

도홍경은 유교, 불교, 도교에 모두 능통했던 남조(南朝)의 학자로, 양나라 무제(武帝)의 신임이 두터웠고 양(梁)이라는 국호도 지어 주었다. 국가의 길흉과 정토(征討) 등 중대사에 자문 역할을 하며 산중재상(山中宰相, 산속에 머무르는 재상)으로 불렸다.

원서는 소실되었는데 그에 대한 기록은 증류본초(證類本草) 등 후대의 책 속에 찾아볼 수 있다. 후에 도홍경이 약물을 추가하여 본초경집주를 만들었다는 기록도 전해진다. 약물 365종을 상중하로 나누어 설명하고 있으며 상품과 중품은 각각 120종이고 하품은 125종이다. 군신좌사(君臣佐使), 음양배합(陰陽配合), 칠정합화(七情合和), 오미(五味), 사기(四氣) 등의 약물 이론을 정리했고, 그 이후 지금까지 이어지고 있다. 약물의 이명, 성질과 맛, 성장 환경, 주치, 효능 등이 체계적으로 정리되어 있어 후대 의서들의 기본이 되었다. 염소의 뿔, 고량강은 중품에 실려있다.

고량각은 맛이 짜고 성질이 따뜻하다. 냇가나 계곡에서 보인다. 청맹을 치료하고 눈을 밝게 한다. 두근거리는 증상을 멈추게 한다. 오랫동안 복용하면 심장을 편안하게 하고 원기를 도우며 몸을 가볍게 한다.

羖羊角. 味鹹温. 生川谷. 治青盲. 明目. 止驚悸. 久服安心. 益氣力輕身.

🐐 명의별록(名醫別錄)

　　명의별록은 본초학서로 약칭은 명의(名醫)나 별록(別錄)으로 부른다. 도홍경이 신농본초경의 365종에 한, 위 이후의 명의들이 썼던 약물 365종을 더하여 지었다. 신농본초의 내용은 주사로 붉게 쓰고 명의별록의 내용은 먹으로 검게 썼다고 이시진이 기록하였는데, 현재 일부 남아있는 토로번본 본초경집주에 주묵잡서(朱墨雜書)의 형태가 남아있다.

　　명의별록의 양고기와 양의 뿔은 본초강목과 본경소증 등에 내용이 남아있다.

> 　　양고기는 맛이 달고 성질이 매우 뜨겁고 독이 없다. 중초를 완화한다. 수유하면서 생기는 병이나 머리에 풍사(風邪)를 크게 맞아 땀이 나는 것과 허로, 한냉한 증상을 치료한다. 중초를 튼튼하게 하고 기를 돋운다. 마음을 안정시키고 놀란 것을 진정시킨다.
>
> 　　羊肉, 味甘, 大熱, 無毒. 主緩中, 字乳餘疾, 及, 頭腦大風汗出, 虛勞, 寒冷, 補中益氣, 安心止驚.
>
> 　　맛이 쓰고 성질이 약간 차다. 수시로 채취하되 습기가 차지 않도록 해야 한다.
>
> 　　殺羊角. 苦, 微寒. 取之無時. 勿使中濕, 濕卽有毒

🐐 금궤요략(金匱要略)

금궤요략은 한나라 말인 3세기 초, 호남 장사(長沙)의 태수인 장중경(張仲景)이 지었다. 원래 상한잡병론으로 급성열성전염병과 그 밖의 질환을 다루었는데, 3세기 말 진(晋)의 왕숙화가 상한과 잡병을 나눠 상한론, 금궤요략이라 개정했다. 이 내용은 현재 전해지지 않고 명나라 조개미가 복간한 것이 현재 전해지고 있다. 상한론(傷寒論)과 함께 동양의학의 중요한 고전의 하나로 한의학의 처방 및 치료학 연구에 큰 획을 그은 책이라고 평가받는다. 주로 고대의 내과(內科) 잡병의 증후와 치료법을 기술했다. 특히 치미병(治未病)의 개념은 장부경락선후병증(臟腑經絡先後病證)에서는 "上工治未病 肝病之病知肝傳脾"로 시작하는데 그 의미는 "우수한 의사는 간에 병이 생기면 비장으로 병이 옮겨감을 알고 미리 이것을 예방한다"이다.

이런 멋진 표현은 황제내경(黃帝內經)의 사기조신대론에서 나온다.

> 성인은 이미 병든 것을 다스리지 않고 아직 병들지 않은 것을 다스리며, 이미 어지러워진 것을 다스리지 않고 아직 어지러워지지 않은 것을 다스린다. 병이 나기 전에 미리 예방하여 그 병을 치료한다는 의미이다.
>
> 聖人不治已病, 治未病, 不治已亂, 治未亂

우리가 잘 알고 있는 당귀생강양육탕의 처방도 금궤요략에 처음 나왔다. 금궤요략은 체질과 증상에 따라 처방을 기록해 두었는데, 산후병을 치료하는데 좋다고 처방하였다. 물론 양육을 양이냐 염소냐로 구분하기 시작하면 끝이 없지만, 내용을 한번 보자.

> 한산병(寒疝病)으로 뱃속에서 옆구리까지 아프면서 배속이 당기면 당귀생강양육탕으로 치료한다.
>
> 寒疝, 腹中痛及脇痛, 裏急者, 當歸生薑羊肉湯主之.

> 출산 후에 배가 갑자기 아프면 당귀생강양육탕(當歸生薑羊肉湯)으로 치료한다.
>
> 産後腹中疞痛, 當歸生薑羊肉湯主之. 幷治腹中寒疝, 虛勞不足.

당귀생강양육탕(當歸生薑羊肉湯)은 복중(腹中)의 한산(寒疝)과 허로부족(虛勞不足)도 또한 치료한다.

당귀생강양육탕(當歸生薑羊肉湯方) 처방

당귀 3냥(112.5g), 생강 5냥(187.5g), 양고기 1근(600g).

이상 3가지에 물 8되(14.4리터)를 넣고 3되(5.4리터)가 되도록 달여 7홉(1.3리터)씩 하루 3번 복용한다. 한증이 심하면 생강을 1근(600g)까지 더한다. 배가 아프고 토하는 증상이 있으면 귤피 2냥(75g)과 백출 1냥(37.5g)을 더한다. 생강을 더하는 경우에는 물도 5되(9리터)를 더 넣고 3되(5.4리터)가 되도록 달여서 2홉(0.36리터)씩 복용한다.

當歸三兩 生薑五兩 羊肉一斤

右三味. 以水八升, 煮取三升, 溫服七合, 日三服. 若寒多者, 加生薑成一斤, 腹痛而嘔者, 加橘皮二兩, 白朮一兩. 加生薑者, 亦加水五升, 煮取三升, 二合服之.

제민요술〔齊民要術〕

    6세기 초 북위(北魏)의 북양태수(北陽太守)였던 가사협(賈思勰)이 저술한 제민요술은 농서로, 현재 전하는 농서 가운데 가장 오래된 완본이다. 곡물류의 재배, 가축의 사육, 술과 된장의 양조법이 체계적으로 기술된 중요한 자료이다. 제민은 서민을 말하며, 농업기술에 관한 안내서로 오곡, 야채, 과수, 향목(香木), 상마(桑麻)의 종식법(種植法), 가축의 사육법, 술과 간장의 양조법 그리고 가공, 판매, 조리의 과정에 이르기까지 상세히 기술하고 있는 대표적인 농업서이다.

    이 책에서 양의 종류로 백양(白羊)과 고양(羖羊)으로 분류하면서 염소와 양을 구분하려고 했다.

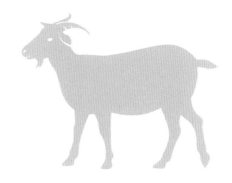

🐐 비급천금요방(備急千金要方)

당나라 손사막(孫思邈)이 7세기 중엽에 편찬한 의서로 천금요방(千金要方)이라고도 한다. 황제내경 이후 당나라 초기 이전가지의 의학 성과를 비교적 체계적으로 반영하고 있으며, 총 30권으로 구성된 책이다. 천금(千金)은 사람의 목숨이 천금보다 귀중하다고 해서 이름붙여졌다.

1권은 의학 총론 및 본초, 제약, 2~4권는 부인과 질병, 5권는 소아과 질병, 6권은 칠규(七竅)의 병, 7~10권은 제풍(諸風), 각기(脚氣), 상한(傷寒)의 내용이 있다. 11~20권은 내과 잡병을 순서대로 배열하였다. 21권은 소갈(消渴), 임폐(淋閉) 등의 다양한 병증을, 22권은 정종(疔腫)과 癰疽(옹저), 23권은 치루(痔漏), 24권은 해독(解毒)과 그 밖의 치료법을, 29~30권은 침구(鍼灸)와 혈자리에 대해 서술하고 있다. 전편은 233문이고 방제는 5300방이다.

천금요방의 '식치'편에는 다음과 같은 내용이 나온다.

> "무릇 의사라 함은 먼저 병의 근원과 그 침범과정을 명확히 알고, 식치로서 치료해야 한다. 식치로 호전되지 않을 때 약을 고려해야 한다"고 말하고 있다.
>
> 夫爲醫者, 當須先洞曉病源, 知其所犯, 以食治之, 食療不愈, 然後命藥

고양각(羖羊角)은 맛이 시고 쓰며 성질이 따뜻하고 약간 차가우며 독은 없다. 청맹(青盲)을 치료하고 눈을 밝게 하며 개충(疥蟲)을 죽이고 한설(寒泄)과 놀라 가슴이 두근거리는 증상을 멈추게 한다. 모든 관절의 결기(結氣)와 상풍(傷風), 고독(蠱毒), 토혈(吐血)및 산후에도 남은 통증을 제거한다. 태운 고양각은 귀매(鬼魅)를 없애고 호랑이와 이리를 물리친다. 오래 복용하면 마음을 편안히 하고 기운을 더해 주며 몸을 가볍게 해 준다. 보관할 때 습기를 받지 않게 해야 하니 독이 생기기 때문이다. 골수는 맛이 달고 성질이 따뜻하며 독은 없다. 남자와 여자의 내상과 음기나 양기의 부족을 치료하며 풍열(風熱)을 물리치고 독을 멈추게 하며 혈맥(血脈)을 소통시키고 경락의 기운을 더해 준다. 술과 함께 복용한다. 오래 복용할 수 있으니, 사람을 해치지 않는다.

羖羊角, 味酸苦溫微寒無毒. 主青盲, 明目, 殺疥蟲, 止寒泄, 心畏驚悸, 除百節中結氣及風傷蠱毒, 吐血, 婦人產後餘痛. 燒之殺鬼魅, 辟虎狼. 久服安心, 益氣, 輕身. 勿令中濕有毒. 髓, 味甘溫無毒. 主男子女人傷中, 陰陽氣不足, 卻風熱, 止毒, 利血脉, 益經氣. 以酒和服之. 亦可久服, 不損人.

주로 중초를 따뜻하게 하고 통증을 완화시키며, 산부에게 이로운 효능이 있다.

主暖中止病, 利産婦.

머리고기는 바람처럼 빙글빙글 도는 어지럼증을 치료하며, 소아의 경풍과 경련을 치료하며, 오로칠상(오장이 허약해서 생기는 5가지 허로와, 신기가 허약하여 생기는 7가지 증상)을 치료한다.

頭育. 主風眩瘦疾, 小兒驚癇, 丈夫五勞七傷

🦔 본초연의(本草衍義)

중국 송나라는 바야흐로 의서의 전성시대였다. 국가에서 주관하여 만든 본초서 뿐 아니라 개인이 직접 저술한 다양한 의서가 전해진다. 개인 저작 본초서들은 요점이 잘 정리되어 있다는 특징을 가지는데, 특히 구종석(寇宗奭)이 지은 본초연의는 본초의 성미와 작용의 이치에 대한 가치가 높은 책으로 평가된다. 1116년, 총 20권의 책으로 편찬되었으며, 470종의 약재를 상세하게 분석, 논술하여 후대에 많은 영향을 미쳤다.

> 구종석은 "장중경(張仲景)이 한산(寒疝)을 치료하는 데 쓴 당귀생강양육탕(當歸生薑羊肉湯)은 복용하면 효험을 보지 않는 경우가 없다. 어떤 부인이 겨울철에 출산하느라 한기가 음부 속으로 들어가 하복부가 손을 댈 수 없을 정도로 아팠는데, 이것은 한산이다. 의원들이 저당탕(抵當湯)을 쓰려 하였는데, 나는 '알맞은 치료법이 아니다.'라고 하고는 장중경의 양육탕에서 물을 줄여서 두 차례 복용하게 하자 곧 나았다."라고 하였다.
>
> 宗奭曰 : 仲景治寒疝羊肉湯, 服之無不驗者. 一婦冬月生產, 寒入子戶, 腹下痛不可按, 此寒疝也. 醫欲投抵當湯. 予曰, 非其治也. 以仲景羊肉湯減水, 二服卽愈.

양육탕의 농도를 진하게 해야 효과가 확실하다는 것을 경험한 사례이다.

도경본초(圖經本草)

도경본초는 송나라 때 소송(蘇頌) 등이 1061년 편찬한 것으로, 20권과 1권의 목록으로 구성되어 있다. 중국 전역의 약초그림을 수집하여 전문가의 학설을 참고하여 정리하여 완성했다. 후대 본초강목에서 이 책을 다음과 같이 평가한다.

> 고증과 상세한 설명에는 발휘된 것이 있지만 그림과 설(說)이 달라 서로 상응하지 않고, 그림은 있는데 설이 없거나 사물은 있으나 그림이 없는 것도 있고, 설은 옳지만 그림이 틀린 것도 있다.
>
> 考證詳明, 頗有發揮。但圖與說異, 兩不相應, 或有圖無說, 或有物失圖, 或說是圖非

원서는 소실되었지만, 문장과 그림의 일부분이 증류본초(證類本草)에 남아 있다. 780종의 약재와 933폭의 도판이 수록되어 있다.

신농본초경과 명의별록 등 전대의 의서들을 참고하여 약재의 산지, 형태, 성질, 채취하는 시기, 제조방법, 효능을 먼저 인용하고 약초가 나오는 지역까지 자세히 서술하고 있다. 한나라부터 송나라까지 약재 산지의 변천 과정과, 북송 중엽의 생태학에도 좋은 사료가 되어준다.

양의 종류는 매우 많은 데다 고양도 갈색, 검은색, 흰색이 있다. 털 길이가 1자(尺)여 정도인 것을 또한 고력양이라 하고, 북쪽 지역 사람들은 큰 양을 이끌어 이것을 양 무리의 으뜸으로 삼는데, 양두라고도 한다.

羊之種類甚多, 而殺羊亦有褐色, 黑色, 白色者. 毛長尺餘, 亦謂之殺㸰羊, 北人引大羊以此爲羊首, 又謂之羊頭.

고기는 대부분 탕제(湯劑)에 넣는다. 호흡거사의 처방에 있는 대양육탕은 부인이 출산 후 크게 허하여 가슴과 배가 옥죄듯 아프면서 팔다리가 싸늘한 증상을 치료하는데, 의가에서는 대방으로 두루 쓴다.

肉多入湯劑. 胡洽方有大羊肉湯, 治婦人産後大虛, 心腹絞痛厥逆, 醫家通用大方也.

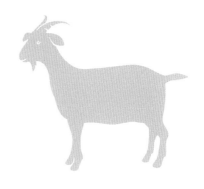

🐗 식료본초〔食療本草〕

식료본초는 당나라 맹선(孟詵)이 당나라 신룡연간(神龍年間, 705-706)에 저술한 보양방(補養方)3권을, 후에 장정(張鼎)이 증보하여 식료본초로 개명한 식재료와 식치방에 관한 의서이다.

사상체질의학 창시자인 이제마선생이 식료본초를 참고한 사례가 동의수세보원에 있다.

맹선은 손사막에게 의술을 배웠고, "좋은 말은 입에서 떠날 수 없고, 좋은 약은 손에서 떠날 수 없다.(善言莫離口, 良藥莫離手)"라는 명언을 남겼다. 그 스승에 그 제자이다. 명의 손사막 선생의 수제자 명의 맹선 선생이시다.

> 양고기: 성질이 따뜻하다. 풍으로 어지럽고 몸이 야위는 증상과, 어린이의 놀라는 증상과 남자의 오로칠상을 치료한다.
>
> 羊肉: 溫. 主風眩瘦病, 小兒驚癇, 丈夫五勞七傷, 臟氣虛寒.

🐐 이고(李杲)

금나라의 명의로 금원사대가의 한명이다. 동원노인이라 자호하여 이동원으로도 불린다. 굶주리고 고된 노동일이 많은 시절에 인체 내의 비위가 상하면 온갖 병이 생겨난다는 "내상비위 백병유생(內傷脾胃 百病由生)"을 이야기하여 비위를 조리하고 중기를 올리는 것을 강조하였다. 또한 피로와 허약체질 개선, 식욕부진에 처방하는 대표적인 체력증강제인 보중익기탕(補中益氣湯)을 창안한 사람이기도 하다.

명의 이고의 언급은 본초강목에 나온다.

> 양고기는 형체가 있는 것으로, 형체가 있고 기육을 지닌 것의 기를 보해 준다. 그러므로 '보하여 약한 것을 없애주는 것은 인삼과 양고기 등속이다' 라고 하였다. 인삼은 기를 보해 주고, 양고기는 형체을 보해 준다. 양고기와 맛이 같은 것은 모두 혈이 허한 것을 보해 주니, 대체로 양이 생성되면 음이 자라나기 때문이다."라고 하였다.

> 羊肉有形之物, 能補有形肌肉之氣. 故曰補可去弱, 人參、羊肉之屬. 人參補氣, 羊肉補形. 凡味同羊肉者, 皆補血虛, 蓋陽生則陰長也.

🐝 본초강목(本草綱目)

본초강목은 명나라 이시진(李時珍)이 1596년에 펴낸 책으로, 30년에 걸쳐 집대성한 총 52권이나 되는 방대한 양의 약학서이다. 명대 이전까지의 본초학은 물론, 약용으로 쓰이는 대부분의 것들을 분류하여 총 1,892종의 약재를 정리하였고 1만여 가지의 처방까지 다뤘다. 직전까지 나온 한의학의 모든 것을 총망라하여 정리한 백과사전이다.

수부(水部), 화부(火部), 토부(土部), 금석부(金石部), 초부(草部), 곡부(穀部), 채부(菜部), 과부(果部), 목부(木部), 복기부(服器部), 충부(蟲部), 인부(鱗部), 개부(介部), 수부(獸部), 인부(人部)등, 각류(各類)로 나눈 다음 정명(正名)을 강(綱)이라 하고, 별명을 목(目)이라 하였다. 그 다음에는 집해(集解), 변의(辨疑), 정오(正誤)의 조목을 두어 그 산지(産地), 형상(形狀)등을 밝히고, 이어 기미(氣味), 주치(主治), 처방(處方)을 기록하여 좀 더 실용적으로 전달될 수 있도록 했다.

이시진은 대대로 의술을 업으로 하는 집안에서 태어나, 어릴 때부터 사서오경 같은 어려운 책을 많이 읽었지만 과거에 급제하여 관직에 오르는 일에는 흥미가 없었다. 의사인 아버지를 도와 처방전을 써 주거나, 산으로 올라가 약초를 캐거나, 심한 홍수 이후 전염병이 돌자 약가방을 메고 다니며 사람들의 병을 고쳐주었다. 명의로 소문난 그는 형초(荊楚)일대에서 활약했고, 초왕의 옆에서 신농백초경(神農百草經), 정류

본초(征類本草)등 역대의 약서들을 비롯한 책 800여 종을 참고하는 것과 더불어 농민, 민간의, 사냥꾼, 어부 등 스승을 가리지 않고 다양한 지식을 쌓았다.

그러다 태의원 태의로 추천 받아 궁으로 들어갔지만, 민간에서 볼 수 없는 의학 서적을 볼 수 있다는 것 이외에는 큰 매력을 느끼지 못했다. 태의원에 본초서를 편찬할 것을 몇 번이나 제안했지만 거절당하자, 1년 후 병을 핑계로 귀향하였다. 하남, 하북, 강서, 안휘, 강소 일대를 돌아다니고 천주봉, 모산, 무당산 등 큰 산을 오르며 표본을 채집하고 30년에 걸쳐 책을 쓴다. 본초에 관한 서적 대부분을 국가에서 편집하고 편찬할 때, 저자가 혼자 완성한 책이라는 점은 매우 놀라운 점이다. 약초꾼, 사냥꾼들과 함께 산행사냥, 채집을 하면서 그들의 경험을 기록한 점이 탁월하다.

이시진이 저술한 본초강목에서 염소는 원양(元陽)을 보하며, 허약한 사람을 낫게 하고, 강정 강장에 좋고, 두뇌를 차게 하고 피로와 추위를 물리치고, 위장의 원활한 작용을 보완하고, 마음을 평온하게 다스리는 보양제 역할을 한다고 했다. 후한시대 허신(許愼)이 편찬한 자서인 설문해자(說文解字)를 이시진이 옮겨 놓은 부분을 한번 보자.

설문해자(說文解字)에서는 '양(羊)자는 머리, 뿔, 다리, 꼬리의 모양을 본떴다.'라고 하였다. 공자(孔子)는 '우(牛)자와 양(羊)자는 모양을 본떴다.'라고 하였다. 동자(董子=동중서(董仲舒))는 '양은 상서롭다[祥]는 의미이다.'라고 하였다. 그러므로 길례(吉禮)에 사용해 왔다. 숫양을 고(羖), 저(羝)라 하고, 암양은 부(【羊+孚】), 장(牂 음은 장(臧))이라 하고, 흰 양은 분(粉), 검은 양은 유(羭), 털이 많은 것은 고력(羖䍲), 오랑캐 지역의 양은 예누(羦羭)라 하고, 뿔이 없는 것은 동(䍴), 타(羖)라 한다. 거세한 양을 갈(羯)이라 한다. 새끼 양을 고(羔)라 하고, 태어난 지 5개월 된 고(羔)를 저(羜 음은 저(宁))라 하고, 6개월 된 것을 무(䍮, 음은 무(務))라 하고, 7개월 된 것을 달(牽 음은 달(達))이라 하고, 1년이 되지 않은 것을 조(羝 음은 조(兆))라 한다. 내칙(內則)에서는 유모(柔毛), 소뢰(少牢)라 하였다. 고금주(古今注)에서는 장염주부(長髥主簿)라 하였다."라고 하였다.

說文 云, 羊字象頭角足尾之形. 孔子曰, 牛羊之字, 以形似也. 董子云, 羊, 祥也. 故吉禮用之. 牡羊曰羖, 曰羝;牝羊曰【羊+孚】, 曰牂音臧, 白曰粉, 黑曰羭, 多毛曰羖䍲, 胡羊曰羦羭, 無角曰䍴, 曰羖. 去勢曰羯. 羊子曰羔, 羔五月曰羜音宁, 六月曰䍮音務, 七月曰牽音達, 未卒歲曰羝音兆. 內則 謂之柔毛, 又曰少牢. 古今注 謂之長髥主簿云.

남쪽 사람들이 먹는데, 고기가 살지고 연하여 사람에게 이롭다. 냉기로 인한 허로, 산람장기, 학질, 이질, 부인의 적백대하를 치료한다.(소송)근골이 당기고 굳어지는 증상과 허로를 치료한다. 기를 증가시키고 임신부에게 이롭지만, 계절병을 앓는 사람에게는 이롭지 않다.(오서)

男人食之, 肥軟益人, 治冷勞山嵐瘴痢, 婦人赤白帶下.(蘇頌)
療筋骨急强, 虛勞, 益氣, 利産婦, 不利時疾人.(吳瑞)

본초강목에 24가지 처방이 나와있는데 지금도 유효한 처방들이다.

羊肉湯 : 張仲景治寒勞虛羸, 及産後心腹疝痛. 用肥羊肉一斤, 水一斗, 煮汁八升, 入當歸五兩, 黃芪八兩, 生薑六兩, 煮取二升, 分四服. 胡洽方無黃芪, 千金方 有芍藥. 金匱要略

양육탕 : 장중경은 상한의 노복증으로 허하고 몸이 야위는 증상 및 출산 후 가슴과 배의 산통(疝痛)을 치료할 때 사용하였다. 살찐 양의 고기 1근에 물 1말을 넣고 삶아 낸 즙 8되에 당귀 5냥, 황기 8냥, 생강 6냥을 넣고 2되가 될 때까지 달여서 네 번에 나누어 복용한다. 호흡거사의 처방에는 황기가 없고, 천금방에는 작약이 있다. (금궤요략)

产後厥痛 : 胡洽大羊肉湯, 治婦人産後大虛, 心腹絞痛, 厥逆. 用羊肉

一斤, 當歸, 芍藥, 甘草各七錢半, 用水一斗煮肉, 取七升, 入諸藥, 煮二升服.

산후궐통(출산 후 궐통) : 호흡거사의 대양육탕은 부인이 출산 후 크게 허하여 가슴과 배가 옥죄듯 아프고 팔다리가 싸늘해지는 증상을 치료한다. 양고기 1근, 당귀, 작약, 감초 각 7돈 반을 준비한다. 양고기를 물 1말에 넣고 7되가 될 때까지 삶은 다음 나머지 약재를 넣고 2되가 될 때까지 삶아서 복용한다.

産後虛羸腹痛 : 冷氣不調, 及腦中風汗自出. 白羊肉一斤, 切治如常, 調和食之. 心鏡

산후허리복통(출산 후 허하고 야위면서 배가 아픈 증상) : 냉기가 고르지 못하거나 뒤통수에 풍이 들어 땀이 저절로 나는 증상에 쓴다. 흰 양의 고기 1근을 평소 방법대로 썰고 조리하여 갖은 양념을 섞어서 먹는다. (심경)

産後帶下 : 産後中風, 絶孕, 帶下赤白. 用羊肉二斤, 香豉, 大蒜三兩, 水一斗, 煮五升, 納酥一升, 更煮二升, 服. 千金方

산후대하(출산 후의 대하) : 출산 후 풍을 맞아서 임신이 되지 않거나 적백대하가 나오는 증상에 쓴다. 양고기 2근, 향시와 마늘 각 3되에 물 1말 3되를 넣고 5되가 될 때까지 삶아서 연유 1되를 넣고 다시 3되가 될 때까지 삶은 다음 따뜻하게 하여 세 번에 나누어 복용한다. (천금방)

崩中垂死 : 肥羊肉三斤, 水二斗, 煮一斗三升, 入生地黃一升, 乾薑, 當歸三兩, 煮三升, 分四服. 千金

붕중수사(붕중으로 죽게 된 증상) : 살진 양의 고기 3근에 물 2말을 넣고 1말 3되가 될 때까지 달인 다음 생지황즙 2되, 건강과 당귀 각 3냥을 넣어 되가 될 때까지 삶는다. 이것을 네 번에 나누어 복용한다. (천금)

補益虛寒 : 用精羊肉一斤, 碎白石英三兩, 以肉包之, 外用荷葉裹定, 於一石米下蒸熟, 取出去石英, 和蔥, 薑作小餛飩子. 每日空腹, 以冷漿水吞一百枚, 甚補益. 千金翼

보익허한(허한한 증상에 보익해 주는 방법) : 좋은 양고기 1근을 준비하고, 백석영 3근을 부수어 양고기로 싼 다음 겉에는 연잎으로 싸서 묶고 쌀 1섬에 넣어 쪄 익힌다. 이것을 꺼내어 석영을 빼내고 파와 생강을 섞어서 작은 만두 모양으로 만든다. 이것을 날마다 빈속에 차가운 좁쌀

죽 웃물로 100개를 삼키면 더욱 보익해 준다. (외대)

. . . .

壯陽益腎：用白羊肉半斤切生, 以蒜, 薤食之. 三日一度, 甚妙. 心鏡

장양익신(양기를 튼튼하게 하고 신기를 북돋우는 방법) : 흰 양의 고기 반 근을 생으로 썰어서 마늘과 염교로 먹는다. 사흘에 한 번씩 먹으면 매우 신묘한 효과가 있다. (심경)

. . . .

五勞七傷虛冷：用肥羊肉一腿, 密蓋煮爛, 絞取汁服, 並食肉.

오로칠상허냉(오로칠상으로 허랭해진 증상) : 살진 양의 넓적다리 한 개 부위의 고기를 밀봉하여 푹 삶은 다음 즙을 짜내어 복용하고, 고기도 아울러 먹는다.

. . . .

骨蒸久冷：羊肉一斤, 山藥一斤, 各爛煮研如泥, 下米煮粥食之. 飮膳正要

골증구냉(골증열로 오랫동안 몸이 차가운 증상) : 양고기 1근, 산약 1근을 따로따로 푹 익힌 다음 함께 질게 간 다음 쌀을 넣고 죽을 쑤어 먹는다. (음선정요)

骨蒸傳尸：用羊肉一拳大煮熟, 皂莢一尺炙, 以無灰酒一升, 銅鐺內煮三五沸, 去滓, 入黑錫一兩. 令病人先啜肉汁, 乃服一合, 當吐蟲如馬尾爲效. 外臺

골증전시(골증열과 전시병) : 주먹만 한 양고기를 삶고 길이 1자 되는 조협을 구운 다음 무회주 1되와 함께 냄비에 넣고 달여 3-5차례 끓어오르면 찌꺼기를 빼내고 검은엿 1냥을 넣는다. 환자가 고기 국물을 먼저 먹도록 한 다음 이어서 1홉을 먹으면 말 꼬리 같은 벌레를 토해 내는 효과가 난다. (외대)

虛寒瘧疾：羊肉作臛餅, 飽食之, 更飮酒暖臥取汗. 燕國公常見有驗. 集驗方

허한학질(학질로 허한 증상) : 양고기로 떡국을 만들어 배불리 먹은 다음 다시 술을 마시고 따뜻한 곳에 누워서 땀을 낸다. 연국공(燕國公)이 평소에 이것을 먹고 효험을 보았다. (집험방)

脾虛吐食：羊肉半斤作生, 以蒜, 薤, 醬, 豉, 五味和拌, 空腹食之. 心鏡

비허토식(비가 허하여 음식을 토하는 증상) : 양고기 반 근을 생으로 준비하여 마늘, 염교, 간장, 두시, 갖은 양념에 버무린 다음 빈속에 먹는다. (심경)

虛冷反胃 : 羊肉去脂作生, 以蒜薤空腹食之, 立效. 外臺

허랭반위(허랭으로 인한 반위) : 양고기를 비계를 제거하고 생으로 마늘과 염교를 넣어 빈속에 먹으면 효과가 난다. (외대)

壯胃健脾 : 羊肉三斤切, 粱米二升同煮, 下五味作粥食. 飮膳正要

장위건비(비위를 튼튼하게 하는 방법) : 양고기 3근을 썰고 기장쌀 2되와 함께 삶은 다음 갖은 양념을 넣고 죽을 쑤어 먹는다. (음선정요)

老人膈痞, 不下飮食 : 用羊肉四兩切, 白麵六兩, 橘皮末一分, 薑汁搜如常法, 入五味作羹食. 每日一次, 大效. 多能鄙事

노인격비, 부하음식(노인이 흉격이 막혀서 음식을 먹지 못하는 증상) : 양고기 4냥을 썰고, 밀가루 6냥, 귤피 가루 1푼을 넣은 다음 평소 방법대로 생강즙에 반죽하고 갖은 양념을 넣어 국을 끓여 먹는다. 하루 한 번씩 먹으면 큰 효과가 난다. (다능비사)

胃寒下痢 : 羊肉一片, 莨菪子末一兩和, 以綿裏納下部. 二度瘥. 外臺方

위한하리(위가 차서 설사가 나는 증상) : 양고기 1조각에 낭탕자 가루를 섞고 면에 싸서 항문에 삽입한다. 두 번 쓰면 낫는다. (외대방)

身面浮腫：商陸一升, 水二斗, 煮取一斗, 去滓;羊肉一斤切, 入內煮熟, 下蔥, 豉, 五味調和如臛法, 食之. 肘後方

신면부종(몸과 얼굴이 붓는 증상) : 상륙 1되에 물 2말을 넣고 1말이 될 때까지 달여서 찌꺼기를 빼낸다. 여기에 양고기 1근을 썰어 넣고 삶아 익힌 다음 파, 두시, 갖은 양념을 섞어 평소 국을 끓이는 방법대로 하여 먹는다. (주후방)

腰痛脚氣：木瓜湯, 治腰膝痛, 脚氣. 羊肉一脚, 草果五枚, 粳米二升, 回回豆卽胡豆半升, 木瓜二斤, 取汁, 入砂糖四兩, 鹽少許, 煮肉食之. 正要

요통각기(허리가 아픈 증상과 각기) : 목과탕은 허리와 무릎이 욱신거리고 아픈 증상과 각기로 움직이지 못하는 증상을 치료한다. 양의 다리 한 짝에서 고기를 낸다. 초과 5개, 멥쌀 2되, 회회두(병아리콩)반 되, 목과 2근을 달여 낸 즙에 설탕 4냥과 소금을 약간 넣은 다음 앞의 고기를 넣고 삶아서 먹는다. (정요)

消渴利水：羊肉一脚, 瓠子六枚, 薑汁半合, 白麪二兩, 同鹽, 蔥炒食. 正要

소갈리수(소갈로 설사를 하는 증상) : 양의 다리 한 짝에서 낸 고기에 박씨 6개, 생강즙 반 홉, 밀가루 2냥을 넣은 다음 소금과 파를 넣고 볶아서 먹는다. (정요)

損傷靑腫：用新羊肉貼之. 千金方

손상청종(다친 데가 퍼렇게 부은 증상) : 새로 잡은 양의 고기를 환부에 붙여 준다. (천금방)

婦人無乳：用羊肉六兩, 獐肉八兩, 鼠肉五兩, 作臛啖之. 崔氏

부인무유(부인의 젖이 나오지 않는 증상) : 양고기 6냥, 노루고기 8냥, 쥐의 고기 5냥으로 국을 끓여 먹는다. (최씨)

傷目靑腫：羊肉煮熟, 熨之. 聖惠方

상목청종(눈을 다쳐 퍼렇게 부은 증상) : 양고기를 삶아 익힌 다음 찜질해 준다. (성혜방)

小兒嗜土 : 買市中羊肉一斤, 令人以繩系, 於地上拽至家. 洗淨, 炒炙食. 或煮汁亦可. 姚和衆

소아기토(어린아이가 흙을 먹기 좋아하는 증상) : 시장에서 산 양고기 1근을 다른 사람이 끈으로 묶은 다음 땅에 질질 끌고 그 아이의 집까지 오도록 시킨다. 이것을 깨끗이 씻고 볶거나 구워서 먹인다. 삶아 낸 즙을 먹어도 된다. (요화중)

頭上白禿 : 羊肉如作脯法, 炙香, 熱拓上, 不過數次瘥. 肘後方

두상백독(머리가 빠져서 대머리가 되는 증상) : 양고기를 포를 뜨는 방법대로 포를 뜨고 향이 나도록 구운 다음 뜨거울 때 머리에 놓는데, 불과 몇 차례만 하면 낫는다. (주후방)

🐝 동의보감(東醫寶鑑)

　　동의보감은 조선 선조와 광해군의 주치의였던 허준이 저술한 의서이다.

　　'동의(東醫)'란 중국 남쪽과 북쪽의 전통 의학에 비견되는 동쪽의 전통 의학 즉, 조선의 고유 전통의학을 뜻한다. '보감(寶鑑)'이란 "보배스러운 거울"이란 뜻으로 귀감(龜鑑)이 되길 바라는 염원을 담았다. 허준은 왜란으로 피폐해진 나라와 백성을 위해 새로운 의학서를 편찬하라는 선조의 어명을 받아, 임진왜란 중이던 선조 29년부터 광해군 2년까지 동의보감을 집필하게 된다.

　　동의보감은 허준이 왕실에서 가지고 있는 의학서와 다른 나라의 문헌들을 모아 25권으로 간단하게 (세종 시절에 나온 향약집성방은 85권이다) 정리한 실용서적이다. 금원사대가의 의견을 추가하고 우리나라 실정에 맞게 처방을 조정하였다. 15년간의 작업 끝에 광해군 2년(1610년)에 동의보감을 바치게 된다. 광해군은 선왕께서 명하신 책이 완성을 보게 되었으니 비감함을 금치 못하겠다 하면서 허준에게 숙마(熟馬) 1필을 주어 그 공에 보답하고, 내의원에서 인쇄하여 널리 배포하라고 하였다. 그 당시의 베스트셀러로 중국에서만 30번 이상 인쇄되고, 일본, 베트남 등 아시아 전역에 전해졌다.

　　중국의 중의들에서 나온 이야기인데, 허준선생이 중국에 가서 그들과 만난 일화를 언급해서 무척 흥미로웠다. 나중에 여력이 되면 이러한 일화를 다큐멘터리로 제작하면 좋겠다는 생각이 든다.

　동의보감은 목차 2권, 의학 내용 23권으로 이루어져 있다. 의학 내용은 5편 구성으로 내경편(內景篇) 6권, 외형편(外形篇) 4권, 잡병편(雜病篇) 11권, 탕액편(湯液篇) 3권, 침구편(鍼灸篇) 1권이다.

　　〈내경〉편 - 몸을 구성하고 있는 기본적인 요소인 오장육부에 관한 사항
　　〈외형〉편 - 눈에 보이는 몸의 각 부위에 관한 기능과 질병
　　〈잡병〉편 - 몸에 생기는 여러 가지 병의 원인과 증상을 적고,
　　　　　　　 이에 따른 기본적인 치료 방법
　　〈탕액〉편 - 약재를 쉽게 구하는 방법과 처방하는 요령,
　　　　　　　 민간에서 불리는 이름 등
　　〈침구〉편 - 침과 뜸에 관한 이론과 시술 방법

　허준은 "의술은 책이 아니면 그 내용을 실을 수 없고, 책은 가리지 않으면 정교하지 못하게 되고, 가려 뽑되 그것이 넓지 못하면 이치가 문명하지 않으며, 널리 전하지 못하면 혜택이 널리 미치지 못한다. 이 책은 옛날과 오늘의 것을 두루 갖추어 묶고 여러 사람의 말을 절충하여 근원을 탐구하고 원칙과 요점을 잡았으니, 상세하되 산만하지 않고 간결하되 포괄하지 않음이 없다." 고 했다.

특히 동의보감에서는 중국의 가장 오래된 의학서인 황제내경에서부터 이어져 오는 음양오행과 약선과 색 개념을 그대로 이어받아 "색(色)은 내부의 신(神)을 드러내는 깃발"이라고 했다. 동의보감 전반에 흐르는 일관된 흐름이다. 공청(空靑)은 목(木)을 본받았기 때문에 색이 푸르고 간(肝)을 다스리며, 단사(丹沙)는 화(火)를 본받았기에 색이 붉고 심(心)을 다스리며, 운모(雲母)는 금(金)을 본받았기 때문에 색이 희고 폐(肺)를 다스리며, 웅황(雄黃)은 토(土)를 본받았기 때문에 색이 누렇고 비(脾)를 다스리며, 자석(磁石)은 수(水)를 본받았기 때문에 색이 검고, 신(腎)을 다스린다고 했다. 따라서 검은 개, 검은 소, 검은 염소, 검은 닭(오골계)을 먹으면 신장에 좋다고 보았다.

🐝 본초정화(本草精華)

　　본초정화는 제작시기와 저자 미상으로 여러가지 본초서 중에서 필요한 부분을 발췌하여 만든 책이다. 신농본초경, 명의별록을 비롯하여 송나라 맹선(孟洗)의 장정식료본초(張鼎食療本草)와 위, 당, 원, 명나라의 모든 본초서를 총망라하여 정리한 책으로 볼 수 있다. 다른 본초서와 마찬가지로 초부(草部), 곡부(穀部), 채부(菜部), 과부(果部), 목부(木部), 충부(蟲部), 인부(鱗部), 개부(介部), 금부(禽部), 수부(獸部), 보유(補遺)등으로 각기 분류하였고 약명에는 간혹 한글로 우리의 음을 기록하기도 하였다.

　　본초정화는 조선후기에 저술된 저자 미상의 필사본 본초서이다. 상·하 2 권에는 830 여종의 본초가 수록되어 있다. 내용적으로는 명나라 이시진이 저술한 본초강목의 영향을 받고 있으나, 호번한 내용들이 대폭 축약되어 있으며 약재에 향약명이 병기되어 있다. 이는 저자가 조선 전기부터 이어내려 오던 향약의학의 전통을 계승하면서 당시 최신의 본초지식을 정리해내고자 하였음을 보여준다. 고려 말 조선 초에 의학계에 등장한 '향약(鄕藥)' 은 자국산 약재개발이라는 산업적인 측면이 강하였다. 그러나 조선 중기 이후에는 약재의 산지라는 문제에 있어서는 어느 정도 자유로워졌으나, 약재 지식의 토착화라는 새로운 과제에 천착하였다. 현재 서울대학교 규장각에 유일본이 소장되어 있다.

양에는 3-4종이 있는데, 약에 넣을 때는 청색의 숫양이 제일 좋고 그 다음이 검은 양이다. 〈도홍경〉

弘景曰 : 羊有三四種, 入藥以青羖羊爲勝, 次則烏羊.

이 구절을 대구한의대 서부일 교수는 다음과 같이 설명한다. "약용으로 알맞은 염소는 푸른 빛이 도는 검은 암염소인 고양(羖羊)이 제일 좋고, 그 다음으로는 검은 염소인 오양(烏羊)이 좋다고 한다. 따라서, 염소 중에서도 재래종인 흑염소를 제일 좋은 것으로 친다." 따라서 본초정화에서 '양'이라고 하는 것을 '염소'로 해석한 것이다.

🐐 의학입문(醫學入門)

　　의학입문은 중국 명나라의 이천(李梴)이 1580년 경 저술하였다. 몸에 병이 많아 많은 약을 두루 사용하였으나 끝내 낫지 못하였고, 탕약이 쓴 이유를 알지 못하였다. 문득 4년간 문을 닫고 방론들을 살려서 말을 추리고 숨은 뜻을 밝혔다. 책을 읽으면서 마음속으로 깨닫도록 하고, 증상에 따라 치료할 수 있게 하였다. 동무공은 이천, 공신이 의학의 공로와 업적에서 두번째라고 평했다.

　　겸손하게 "의학입문"이라 책제목을 정했지만, 한의학계에서는 의학입문은 "의학완성"으로 보고 있다. 대단한 명저이다.

> 양육은 맛이 달고 약성이 아주 뜨거우니, 장이 허한하여 몸이 수척해진 증상을 치료한다.
>
> 심장을 안정시키고 땀을 멎게 하며 또 놀란 증상을 그치게 하고, 신장을 보익하고 양기를 왕성하게 하며 뼈마디를 튼튼하게 한다.
>
> 양의 뼈는 한중을 치료하고 머리는 열을 물리치며, 피는 각종 출혈과 혈훈을 멎게 한다.
>
> 羊肉味甘 性大熱 補臟虛寒 形羸劣
>
> 安心止汗 又止驚 益腎壯陽 堅骨節
>
> 骨治寒中 頭退熱 血止諸血 及暈血

고양의 고기는 독이 없다. 오로칠상과 장기의 허한으로 인하여 몸이 마르고 여윈 것을 치료한다. 중초를 보하고, 기를 보익하며, 심장을 안정시키고, 땀과 놀란 증상을 그치게 한다. 신기를 보익하고, 양도를 튼튼하고 굳세게 하며, 근골을 견고하게 하고, 허리와 무릎을 튼튼하게 한다. 여성이 산후에 허약하고 여윈 증상, 비의 냉기출산 후유증, 두뇌의 풍현, 소아의 경간을 치료한다. 다만 평소 담화가 있는 환자가 먹으면 골증으로 죽는다. 유행성 질환, 학질, 초기의 창이 모두에 금하고, 임신부도 많이 먹으면 안 되니, 양고기의 약성이 뜨겁기 때문이다. 만약 허한 사람의 경우 옹저가 터진 후에는 적합한데, 예전 사람들은 이런 경우 양고기를 황기의 효력에 견주어 말했다. 양생하는 사람은 술과 같이 먹는 것을 꺼렸고, 음력 6월에 먹으면 정신을 손상시킨다.

羖羊肉은 無毒이라 治五勞七傷과 臟氣虛寒으로 形體羸劣하며 補中, 益氣하며 安心, 止汗, 止驚하며 益腎氣, 壯陽道, 堅筋骨, 健腰膝하며 婦人의 産後虛羸, 脾胃冷氣, 字乳餘疾과 及頭腦風眩과 小兒驚癎하니 惟素有痰火者가 食之면 骨蒸殺人하고 時疾, 瘧疾, 瘡痍初起에 皆忌하며 孕婦도 亦不可多食이니 皆以其熱也요 若虛人의 癰疽潰後에는 則宜하니 古人이 以之比黃芪라 養生者는 忌與酒와 同食이오 六月에 食之면 傷神이니라.

🐐 식물본초(食物本草)

식물본초는 17세기 중국 명나라 노화(盧和)가 편찬하여 간행된 본초 서적으로 총 8부로 구성되어 있다.

양고기는 맛이 달고, 성질이 매우 뜨겁고, 독이 없다. 속을 따뜻하게 하고, 수유하면서 생기는 병이나 머리에 풍사를 크게 맞아 땀이 나는 것, 허로와 한랭증을 치료하고, 위를 열어주며, 중초를 보하여 기를 돋우며, 사람을 살지고 건강하게 하고, 마음을 안정시키고 놀란 것을 진정시킨다. 또한 말하기를, 양고기는 인삼이나 황기에 견줄 수 있으니, 인삼과 황기는 기를 보해주고 양고기는 형체를 보해준다.

羊肉, 味甘, 大熱, 無毒. 主緩中, 字乳餘疾, 頭腦大風汗出, 虛勞寒冷, 開胃, 補中益氣, 肥健人, 安心止驚. 又云, 羊肉比人參, 黃耆, 參, 耆補氣, 羊肉補形.

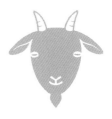

🐐 급유방 (及幼方)

급유방은 조선 영조 25년(1749년)에 조정준이 정리한 소아과전문 의서로 필사본으로 남아있다. 미키 사카에의 조선의학사에 조선 제일의 소아과 전문의서라고 평가한다. 13권 4책으로 구성되어 있으며 소아 질환을 주로 이야기했는데, 권말미에 본초서를 축약한 본초발명과 식치발명의 문장이 깔끔하다. 한의학 고전 DB에 이정현 선생이 번역한 급유방이 공개되어 있다.

> 양고기는 맛이 달고 독이 없으며 약성이 아주 뜨겁다. 오로칠상을 치료하며 오장을 편안하게 하고 중기를 보하며 기운을 더하고 신기를 더하여 정력을 튼튼하게 한다. 근골을 단단하게 하고 허리와 무릎을 튼튼하게 하며 부인의 허한을 낮게 한다. 바싹 마르는 경우의 특효약이다. 인삼은 기를 보충하고 양고기는 몸을 보충한다.
>
> 羊肉味甘無毒大熱. 治五勞七傷, 安五臟, 補中益氣, 益腎壯陽, 堅筋骨, 健腰膝, 療婦人虛寒, 羸瘦之聖藥. 人參補氣, 羊肉補形. 痰火者忌用.

🐝 광제비급(廣濟秘笈)

　　광제비급은 조선 후기인 정조 14년(1790), 이경화가 저술하였다. 오랜 임상 치료 경험을 통하여 효과가 있다고 본 구급 치료법과, 민간에서 손쉽게 쓸 수 있는 치료법들을 종합하여 이 책을 편찬하였다. 1권에는 일반 구급병, 외과, 이비인후과에 속하는 300여 종의 한의 병증에 대한 치료법, 2권에는 주로 내과 병증에 대한 치료법, 3권에는 부인병과 어린아이 병증에 대한 치료법, 4권에는 민간약으로 병을 치료한 경험들과 처방들을 실었다.

　　광제비급에는 동의보감, 향약집성방, 의방유취를 비롯하여 80여 종의 한의책들에 쓰여있는 구급 질병 치료법들과 민간요법들을 추려서 명료하게 설명했을 뿐 아니라 우리 나라에서 많이 나는 50여 종의 한약으로 구급병과 만성 질병들을 치료한 경험들을 실었다.

> 산후에 허로로 인한 손상이 과도한 것을 욕로라고 하는데, 양육탕을 쓴다. 양고기가 없으면 돼지의 위나 콩팥을 대신 쓴다. 위에 보인다 또 사물탕에서 지황을 빼고 인삼과 건강을 같은 양으로 가미하여 물에 달여 먹는다.
>
> **産後勞傷過度, 曰勞褥, 用羊肉湯. 無羊肉, 代猪肚, 或腎. 見上 又四物湯, 去地黃, 加人蔘, 乾薑, 等分, 水煎服**

오랫동안 허로를 앓아 목소리가 나오지 않을 경우에는 천진환(天眞丸)을 쓴다. 이 약은 내상으로 인해 비와 신이 모두 허하여 음식을 먹지 못하고 진액이 고갈되고 몸이 바짝 마른 것을 치료한다. 처방은 다음과 같다. 육종용 산약(생것)천문동 각 10냥, 당귀 12냥. 이상 4가지 약재를 가루 낸 다음 양의 살코기 7근을 갈라서 약가루를 그 속에 넣고 싸서 동여매고 찹쌀로 빚은 술 4병을 넣어 술이 다 마를 때까지 달인다. 다시 물 2되를 붓고 또 달여서 양고기가 진흙처럼 허물해지길 기다렸다가 황기(가루 낸다)5냥, 인삼(가루 낸다)3냥, 백출(가루 낸다)2냥, 찹쌀밥(불에 쬐어서 말려 가루 낸다)10냥을 고루 버무려 함께 찧어서 벽오동 씨만 하게 환을 빚는다. 100환씩 하루에 3번 먹어서 대략 하루에 300환씩 먹는다. 환을 빚기 어려우면 증편에 넣고 함께 찧어서 환을 빚어 따뜻한 술이나 끓인 소금물로 먹는다.

久病虛勞, 聲音不出, 宜天眞丸, 治內傷, 脾腎俱虛, 飮食不進, 津液枯竭, 形容羸瘁, 肉從容, 山藥生者, 天門冬 各十兩, 當歸 十二兩, 右四味爲末, 精羊肉七斤, 批開入藥末, 在內裏, 定扎縛, 入糯米, 酒四瓶中煮, 令酒乾, 再入水二升. 又煮, 候肉爛如泥, 乃入黃芪末, 五兩, 人蔘末, 三兩, 白朮末, 二兩, 糯米飯, 焙末十兩, 拌勻同搗, 作丸, 梧子大, 每服一百丸, 日三次, 一日約服, 三百丸, 若難作丸則入蒸餠, 同搗爲丸, 溫酒或鹽湯, 送下.

🐏 본경소증(本經疏證)

본경소증은 중국 청나라 추주(鄒澍)가 1832년에 편찬한 약물학서로 전체 12권이다. 상한론과 금궤요략 등 의방 중 약물이론을 분석하고 신농본초경을 해석하고 설명을 덧붙이는 방식으로 쓰여졌다. 이를 주소(注疏)라 한다. 임진석 교수가 번역하였다.

> 양고기를 논할 때 대개 금궤진언론(金匱眞言論)의 "남방적색(南方赤色)은 심으로 들어가서 통하며 양이 여기에 속한다."라는 말에 근거한다. 화축(火畜)은 본성이 뜨겁기 때문에 허약하고 차가운 상태를 그친다. 그리고 피와 살이되어 부족한 형체를 보충한다.
>
> 주나라 제도를 기록한 주관에서 여섯 가축을 나누어서, 사도(司徒)는 소, 종백(宗伯)은 닭, 사마(司馬)는 말과 양, 사구(司寇)는 개, 사공(司空)은 돼지를 주관한다고 하였다. 그래서 양은 진실로 화축이다. 그런데 말도 하관(夏官)에 속하여 양처럼 화축이고 피와 고기도 있는데, 양고기만 허한을 그치고 형체를 보충하는가? 그리고 가자(賈子) 태교편에서 양은 서방에서 재물로 쓴다고 하였고, 회남자(淮南子) 時則訓註 에서 양은 토축(土畜)이며 토목(土木)의 어미가 된다고 하였으며, 여람맹춘주(呂覽孟春注)에서 양은 토(土)에 속한다고 하였다. 이것은 어떻게 설명할 수 있는가?

주역에서 태(兌)는 양(羊)이다. 태괘(兌卦)는 양(陽)이 하부에
둘 있고 음(陰)이 위에 있는 것이다. 양(陽)은 음(陰)에 끌려서
[牽] 분출하려 하지만[奮] 강하지 못하고, 음(陰)은 양(陽)에 친
숙하여[比] 부드럽고 화평하면서 힘은 두텁다[力厚]. 이것은 양
(羊)이 말을 잘 안 듣고[抵很] 움직이기 어렵지만 역 태(夬)괘 주
석과 사기(史記) 항우본기에서 '양처럼 말을 안듣고[很如羊] 이
리처럼 탐욕스럽다[貪如狼]'고 하였다, 몸체는 길들여서[馴擾]
쉽게 끌 수 있다는 것을 나타낸다.

양(羊)은 화(火)에서 발생하여 토(土)에서 충실해진다. 그리고
양고기는 맛있다[悅之物]. 따라서 양(羊)은 완중(緩中)이 주 효
능이다. '완(緩)'은 '급(急)'과 상대적인 말로서, 장중경이 말하
는 "한산 협하리급 산후복중교교통(寒疝 脅下裏急 産後腹中疞
疞痛)"에 대하여 양을 도와서 음을 충분히 도려낸다[扶陰]. 이
렇게 되면 음이 양에 친해져서 양한테 손상받지 않는다.

양(羊)은 서북 추운 지방에서 기르면 살이 잘 찌지만, 따듯한 남
방에서 기르면 마르고[瘠] 맛도 덜하다. 따라서 양고기는 허로
한냉(虛勞寒冷)한 신체를 보중익기(補中益氣)한다. 왜냐하면
양(羊)은 추운 데에서 더 잘 자라기 때문이다.

양은 다른 어떤 동물보다 쉽게 임신하고 잘 출산한다. 따라서 자
유여질(字乳餘疾)을 치료한다. 출산하면 반드시 혈육이 상하며
후유증이 생긴다. 이때 양고기는 혈육을 채워서 보한다.

양눈에는 신(神)이 없으며 원시(遠視)이다. 오행전(五行傳)에

서 양축(羊畜)은 원시라고 주했다. 왜냐하면 양(羊)은 양(陽)이 위로 곧바로 도달하고 음(陰)과 교류하여 멀리까지 밝히기 때문이다. 따라서 두뇌대풍한출(頭腦大風汗出)을 치료하는 것도 양(陽)을 도와서 음(陰)을 조화하며 양을 음에 가하지 않기 때문이다. 안심지경(安心止驚)에 대해서는 양을 빗댄 말이 없다.

양은 굳세고 강하며 조심스럽고(矜矜兢兢) 이지러지거나 무너지지도 않고 잘 길들여지며 먹고 잠자는 것이 적당하여 본래 사람을 잘 따르며 반항하지 않는다. 이런 뜻을 취하여 허약한 몸에 예방 목적으로 쓴다.

論羊肉者, 多以金匱眞言論南方色赤, 入通於心, 其畜羊爲證, 謂火畜性熱, 可以已虛寒, 又爲血肉, 可以補形之不足. 若以周官六畜之分隷, 司徒主牛, 宗伯主雞, 司馬主馬及羊, 司寇主犬, 司空主豕而言, 誠不得不謂之火畜. 然馬亦隷夏官, 同爲火畜, 非無血肉, 獨不可已虛寒而補形乎. 且賈子‧胎敎篇不謂羊爲西方之牲乎, 淮南子時則訓註, 不謂羊爲土畜乎, 不又謂羊爲土木之母乎, 呂覽孟春注, 不謂羊屬土乎, 是又當作何說矣. 易兌爲羊, 兌之爲卦, 二陽在下, 一陰居上, 陽牽於陰, 雖奮而不剛, 陰比於陽, 柔和而力厚, 象羊之性, 抵很難移易夬注又史記項羽本紀很如羊貪如狼. 羊之體馴擾易制, 爲發於火充於土, 其究爲適口可悅之物, 故首主緩中. 緩者急之對, 急卽仲景所謂寒疝脇痛裏急産後腹中痛疞者, 藉其陽足以扶陰, 而陰仍比陽, 不受陽之傷也. 西北彌寒, 生羊彌豐肥, 南方所生則瘠而味劣, 故又能於虛勞寒冷中, 補中益氣, 藉其氣之生長宜於寒也.

胎生之易者無逾於羊, 故又主字乳餘疾, 字乳必傷血肉, 乃有餘疾, 藉血肉之充以補之也. 羊目無神, 反有遠視五行傳注羊畜之遠視者, 是其陽直達於上, 以與陰濟而能遠燭, 故又主頭腦大風汗出, 藉其陽能和陰, 不使陽加於陰也. 安心止驚, 則無羊之詩, 所謂矜矜兢兢, 不騫不崩, 馴擾之得宜, 眠食之得所, 固有與人相從而無忤者, 亦取其意爲虛弱之軀, 思患預防之治耳.

🐐 방약합편(方藥合編)

방약합편은 황도연(1807-1884)이 집필하고, 아들 황필수가 정리하여 1885년 간행되었다. 그후 여러 이름으로 수정되어 지금까지도 애용되는 한의서이다. 한의사들이 동의보감보다 더 자주 많이 읽는 한의서가 방약합편이라고 할 정도의 한의학계 베스트셀러이다. 의방활투와 의종손익을 합편하고 공정현의 고금의감, 만병회춘, 제중신편의 약성가를 추가하여 모두 514수의 약성가가 들어있다. 방학을 맞이한 한의대생들에게는 방약합편 특강, 스터디 등을 하며 약성가를 암기하는 것이 하나의 관례였다.

양고기는 맛이 달고, 성질은 온하며, 비, 신경에 들어가 작용한다. 산후 허리를 보하며, 위를 열고, 신을 돕고, 양위를 살려 일어서게 한다.

羊肉味甘補虛羸 開胃益腎起陽痿

약성이 매우 뜨겁고 화에 속한다. 피는 주로 산후혈민에 더운 피를 마신다. 돼지피와 양의 피를 오래 복용하면 콧속에 털이 난다. 신은 이롱을 주로 치료하고, 양기를 튼튼히 하며, 허손을 고친다. 양의 간은 간을 보하고, 눈을 밝게 한다.

大熱火屬, 血: 主産後血悶熱飮, 久服猪羊血鼻中生毛, 腎: 主耳聾壯陽虛損, 肝: 補肝明目(本草).

🐂 고전에 나타난 흑염소의 부위별 효능

고전이 전하는 다양한 효능을 한의학의 바이블, 동의보감을 기준으로 간단하게 정리해보자.

뿔

性溫(一云微寒), 味醎苦, 無毒. 主靑盲, 明目. 止驚悸, 殺鬼魅, 辟虎狼. 療漏下惡血, 治風退熱.《本草》

성질이 따뜻하고 (약간 차다고도 한다) 맛은 짜고 쓰며 독이 없다. 청맹에 주로 쓰고 눈을 밝게 한다. 놀라서 가슴이 두근거리는 것을 멎게 하고, 귀신을 없애며, 호랑이와 이리를 물리친다. 누하(漏下)를 치료하고 풍을 치료하며 열을 없앤다.《본초》

卽牡羊角也. 靑羖者佳. 取無時, 勿使中濕. 濕卽有毒.《本草》

숫염소 또는 숫양의 뿔인데, 푸른 양의 뿔이 좋다. 아무 때나 베되, 습기를 받으면 안 된다. 습기를 받으면 독이 생긴다.《본초》

그러나 지금은 흑염소 뿔은 약재로 쓰지 않는다. 사용하게 되는 경우라면 흑염소 뿔 속의 돌기만 추출하여 사용한다.

머리

性凉(一云平). 治骨蒸, 腦熱, 風眩, 癲疾. 補虛損, 安心止驚. 治
小兒驚癎.

성질이 서늘하다. (평(平)하다고도 한다) 골증, 뇌열, 풍현, 전질
을 치료한다. 허손을 보하고 마음을 안정시켜 놀란 것을 멎게
한다. 소아의 경간을 치료한다.

熱病後, 宜食羊頭肉. 冷病人勿食.《本草》

열병을 앓은 후에는 머리고기를 먹어야 한다. 냉병을 앓는 사람
은 먹으면 안 된다.《본초》

뼛 속이 욱신거리거나 머리가 어지럽고 열이 날 때, 체력보충과
심신안정을 위해 흑염소 머리를 먹어왔다.

고기

性大熱一云溫, 味甘, 無毒. 治虛勞寒冷, 補中益氣, 安心止驚,
開胃肥健.《本草》

성질이 아주 뜨겁고 따뜻하다고도 한다 맛은 달며 독이 없다.
허로와 한랭을 치료하고, 중기를 보하며, 마음을 안정시켜 놀란

것을 멎게 하고, 식욕을 돋우어 살지고 튼튼하게 한다.《본초》

齒骨及五藏皆溫平, 而主疾. 惟肉, 性大熱, 熱病差後百日內食之, 復發. 熱瘧人食之令發熱困重, 皆致死.《本草》

이빨·뼈·오장은 모두 온평해서 질병에 주로 쓰지만, 고기만은 성질이 아주 뜨거워 열병이 나은지 100일 이내에 먹으면 열이 다시 도진다. 학질에 걸린 사람이 먹으면 열이 나고 노곤하며 몸이 무거워져 모두 죽게 된다.《본초》

열이 매우 심하고 맛이 달고 독이 없다. 허로와 신체부위가 약하여 추위를 타는 체질에 좋다. 위장을 따뜻하게 하여 소화에 이롭고 심장을 안정시키고 경기를 멈추게 한다. 치아와 근골을 튼튼하게 하고 수척한 체질은 살을 찌게 한다.

간

性冷. 療肝風, 目赤暗痛, 能明目.《本草》

성질이 서늘하다. 간풍과 눈이 붉고 어두우면서 아픈 것을 치료한다. 눈을 밝게 할 수 있다.《본초》

쓸개

性平. 主靑盲, 明目. 點眼中, 主赤障白膜.《本草》

성질이 평(平)하다. 청맹에 주로 쓰고 눈을 밝게 한다. 눈에 떨어뜨리면 적장, 백막을 치료한다.《본초》

심장

補心. 主憂恚, 膈氣. 心有孔者殺人, 勿食.《本草》

심을 보한다. 근심이나 성내는 데 주로 쓰고, 격기를 치료한다. 심장에 구멍이 나 있는 것은 사람을 죽이니 먹으면 안 된다.《본초》

위장

主虛羸. 補胃虛損, 止尿數, 補氣.《本草》即肚也.

몸이 허하고 마른 데 주로 쓴다. 위의 허손을 보하고, 소변이 잦은 것을 멎게 하며, 기를 보한다.《본초》즉 밥통이다.

신장

補腎氣, 益精髓. 主虛損, 耳聾, 盜汗. 壯陽, 益胃, 止小便.

신기를 보하고 정수를 더한다. 허손, 귀가 먹은 것, 도한에 주로 쓴다. 양기를 북돋고 위를 도와주며 소변을 멎게 한다.

羊五藏, 補人五藏.《本草》

양의 오장은 사람의 오장을 보한다.《본초》

골수

性溫, 味甘, 無毒. 利血脉, 益經氣. 以酒服之.《本草》

성질이 따뜻하고 맛은 달며 독이 없다. 혈맥을 잘 통하게 하고
경기를 돋운다. 술로 복용한다.《본초》

피

主産後血暈, 及中風, 血悶. 飮一升卽愈.《本草》

산후의 혈훈·중풍·혈민에 주로 쓴다. 1되를 마시면 바로 낫
는다.《본초》

뼈

性熱. 主虛寒羸瘦. 有宿熱人勿食.《本草》

성질이 뜨겁다. 허하고 차며 야윈 데 주로 쓴다. 몸에 오래 열이

있는 사람은 먹으면 안 된다. 《본초》

등뼈

治腎冷腰痛. 搗碎煮爛, 和蒜薑或酒, 空心食. 《入門》

신이 냉해서 허리가 아픈 것을 치료한다. 곱게 빻아서 푹 삶은 후, 달래와 버무려 먹거나 술에 타서 빈속에 먹는다. 《입문》

정강이뼈

治牙齒疏痛. 火煅爲末, 入鹽, 每早擦牙上. 《入門》

치아가 무르고 아픈 것을 치료한다. 불에 구워 가루내어 소금을 섞어 넣은 후, 매일 아침에 치아에 문지른다. 《입문》

이빨

主小兒羊癎. 三月三日取之. 《本草》

소아의 양간에 주로 쓴다. 3월 3일에 뽑는다. 《본초》

가죽

補虛去諸風. 去毛作臛食之. 《本草》

허한 것을 보하고 온갖 풍을 없앤다. 털을 없애고 고깃국을 만들어 먹는다.《본초》

변

燒灰, 淋取汁沐頭, 令髮長黑, 又生髮.

태운 재에 물을 뿌려 받은 즙에 머리를 감으면 머리카락이 길어지고 검어지며, 머리카락이 생기기도 한다.

효능을 좀 더 간단히 정리해 보자.

여성

불임을 방지하고, 냉대하(질이나 자궁경부의 염증으로 인한 냉, 질 분비물에 효능이 있으며, 임산부의 보혈작용으로 산후출혈, 산후복통, 냉대하, 진통, 자궁염, 만성변비에 좋다.

정력

여성의 불임을 방지하고 기력을 보강하기에 남성의 정력증진에 좋다.

체질개선

오장육부 모두를 보호하는 보약으로, 보혈작용과 혈액순환의 개선으로 동맥경화, 고혈압, 당뇨병과 심장병 등 성인병을 예방하고 치료할 수 있다. 만성 허약 체질개선에도 도움이 된다.

항노화

시력을 좋게 하고, 두뇌를 활성화하며, 진정작용을 한다. 세포의 노화를 방지하고, 기미를 제거하며, 피부미용에 좋다.

아이

어린아이의 경간, 경기 및 구토를 예방하고, 신체의 발육을 촉진한다.

이 분류는 나의 주관적인 분류가 아니다. 고전으로 전해내려오던 내용들을 바탕으로 현대 과학자들과 연구 인력들이 임상으로 밝혀낸 흑염소의 효능과 주요 성분을 통해 정리한 내용이다.

한의학 고전들은 저자가 그때까지 알려진 내용들을 바탕으로 자신의 연구결과를 추가하여 저술한 결과이다. 일부 사라지기도 하고 다시 나타나서 재편집되기도 한다. 그것이 현재까지 남아서 생명력을 유지하고 있다면 개인의 성취 만이 아니라 수백년간 이어온 전통이 집약되어 있는 것이다. 이제 성분과 효능에 대한 과학적인 연구를 덧붙이는 것은 현대인에게 주어진 과제이다.

한의학 임상연구 수행에 대한 전세계적인 요구가 증가하면서, 근거중심한의학(Evidence-based Oriental Medicine)에 대한 연구와 논의는 점차 더 중요해질 것이다. 한의학 고전에 녹아 있는 수천년의 정수와 임상이 한의학 의료기술과 약재의 안전성, 유효성에 대한 과학적인 근거와 결합하게 된다면 만성질환, 면역질환 등 기존에 한의학이 접근하기 어려웠던 부분에도 큰 역할을 할 수 있을 것이라 기대한다.

이제 전통의 '경험과 지혜'와 현대적인 '연구와 재해석'이 만나야 할 시점이다.

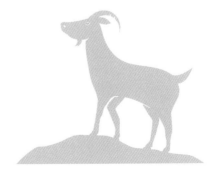

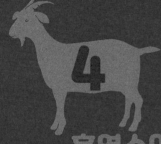

4

흑염소의 성분과 효능

3저4고

　한번이라도 흑염소를 먹어보겠다고 생각한 사람이라면 그 나름의 이유가 있을 것이다. 사실 고기를 통한 단백질 보충을 위해서만 흑염소를 선택한다고 하기에는 우리 주변에는 소고기, 돼지고기, 닭고기, 오리고기 등 접하기 쉽고 맛있는 고기가 너무 많이 있다. 40세 이전에 흑염소를 3년 이상 먹은 여성이라면 많은 질병을 예방할 수 있다거나, 산후에는 흑염소 만한 것이 없다거나, 구전설화도 전래동화도 도시전설도 아닌 이 이야기는 도대체 어디서 온 것일까?

　나의 한의원에 찾아오는 환자들 중 흑염소를 찾는 사람들은 수족냉증, 여성 갱년기, 기력 회복, 면역력 증진, 산후조리 등의 목적을 가지고 있다. 지금이야 건강원이 많이 사라졌다고는 하지만, 흑염소를 탕으로 먹고 그 효능을 체감한 어르신들의 입소문이 지금까지 전해져 오는 것으로 볼 수 있다.

　한의학 고문헌을 탐색하다보면 공통적으로 흑염소는 속을 덥게 하고, 내장을 보하며, 기(氣)의 순환을 높여주며, 심장을 안정시키고, 놀라는 것을 그치게 한다. 사실 흑염소를 세세하게 따져보면 그 답이 나온다. 근거 없이 돌고 있는 이야기는 아니다.

　흑염소의 수식어처럼 따라붙는 '3 저(低) 4 고(高)'는 ①지방, ②콜레스테롤, ③원재료 오염도는 낮고, ①단백질, ②칼슘, ③철분, ④비타민 함량은 높다는 내용을 모두 포함한 것이다. 실제로 지방 함량은 소고기의 절반 수준이며, 100g 당 칼로리는 150kcal 내외로 높지 않은 수준이다.

3저(低) 지방, 콜레스테롤, 원재료 오염도
4고(高) 단백질, 칼슘, 철분, 비타민

농촌진흥청이 발표한 자료에 따르면 대부분의 육류가 산성식품으로 pH가 5.4~5.6이지만, 흑염소 고기는 pH6.0~6.2로 약산성에 속한다. 고기의 단백질 함량은 20% 내외로, 지방함량은 1.1% 내외로 일반 육류보다 4-6배 적은 수치이다. 불포화지방산은 다른 육류에 비해 높게 함유되어 있다.

"흑염소는 건강에 좋다." 도대체 어디에 좋은가? 누가 먹어야 하는가? 어떤 성분이 들어있나? 이제부터 그 답을 찾아보려고 한다. 흑염소 고기가 대중적이라고는 할 수 없는 점, 흑염소탕의 젊은 층과의 거리감, 냄새와 누린맛에 대한 선입견 등이 가려놓은 흑염소의 진짜 매력에 대해 좀 더 자세히 알아보자.

🐝 핫한 불포화지방산, 아라키돈산

운동을 열심히 하는 사람이라면 아라키돈산(Arachidonic acid)을 들어본 적이 있을 것이다. 아라키돈산은 우리 몸의 뇌와 근육, 간에 있고, 체내 세포막의 인지질에 존재하고 있다. 아라키돈산은 근육량을 늘리기 위해 먹는 단백질 보충제에도 들어있어 섭취할 수 있다. 보통 계란과 육류 증 동물성 식품으로 얻을 수 있고, 리놀레인산(Linoleic Acid)에서 합성되며 성장호르몬 생성을 촉진하는 불포화지방산이다.

불포화지방산? 우리 몸에서 특히 간에서 지방대사를 활발하게 하여 혈중 콜레스테롤 함량을 낮추고, 인슐린 저항성을 낮추는 역할을 하는 성분이다. 아보카도, 견과류, 올리브와 같은 식물성 기름에서 주로 얻을 수 있으며, 잘 알려진 오메가-3도 불포화지방산의 하나이다.

아라키돈산은 프로스타글란딘(Prostaglandin)의 전구체이다. 프로스타슬란딘은 우리 몸의 장기에 분포하는 지질의 한 종류로, 혈관의 수축과 확장, 혈소판 응집 촉진과 저하, 척추신경의 신호 감지, 분만 유도, 안구 내압 감소, 염증 반응 조절, 발열 조절 등 너무나 많은 역할을 한다. 아라키돈산은 프로스타글란딘으로 변환하기 전 상태를 말하며, 바뀌고 난 이후에는 다양한 생리적 활성물질이 된다.

흑염소를 고기로 먹는 경우를 가정해보자. 흑염소 고기 100g 당

3.1mg의 아라키돈산을 섭취할 수 있다. 소고기가 0.7mg, 돼지고기가 1.3mg으로 대체적으로 1% 내외인 것과 비교하면 상당히 높은 수치이다.

아라키돈산이 필수 성분이냐 아니냐에 대한 논의는 계속되고 있지만, 많은 학자들은 항암, 당뇨, 동맥경화, 고혈압 같은 성인병 예방과 아라키돈산의 효능을 함께 연구하고 있다. 현대인들이 가장 고민하는 질병에 대한 해답을 제시할 수 있다는 가능성에 큰 의미가 있다.

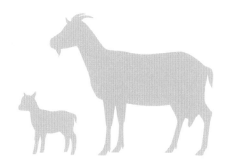

🐝 항산화! 내가 책임진다. 청춘 비타민E와 토코페롤

비타민은 생명을 뜻하는 Vita와 화합물을 의미하는 Amine이 합쳐진 단어이다. 비타민에는 무려 A부터 Z까지 있는데, 발견된 순서대로 이름이 붙여졌다. 그러나 비타민 중에서 체내에서 합성이 가능하거나, 다른 비타민과 통합되거나, 필수 영양소가 아닌 것으로 판명되거나, 정체가 불분명하면 더 이상 비타민이라고 부르지 않게 된다.

비타민은 우리 몸의 정상적인 기능과 성장, 유지를 위한 필수유기물질이다. 대부분의 비타민은 체내에서 전혀 합성되지 못하거나 필요량에 미치지 못하기 때문에 음식을 통해, 혹은 영양제를 통해 섭취하는 것이다.

비타민에는 물에 녹는 수용성과, 기름에 녹는 지용성이 있다. "비타민E"는 지용성 비타민의 일종이다. "청춘 비타민" 혹은 "항산화 비타민"이라는 애칭을 가진 비타민E는 각종 독소와 발암물질로부터 우리 몸을 지켜준다. 뿐만 아니라 혈관의 탄력을 유지하게 하며, 활성 산소의 작용을 억제하는 항산화 작용을 하며, 비타민A와 카로틴, 지방의 산화를 방지하는 역할도 하고 있다. 이뿐이냐, 적혈구를 보호하고, 혈소판 응집을 도우며, 심혈관을 건강하게 하는 말 그대로 **청춘을 책임지는 비타민**인 것이다. 특히 불포화지방산의 산화를 막고 적절히 흡수될 수 있도록 하고 있다.

다른 지용성 비타민과 비교했을 때 과용한다 하더라도 상대적으로 독성은 낮지만, 두통이나 설사를 유발할 수 있다. 반대로 비타민E가 부족하면 노화, 불임, 생식불능, 신경질환, 빈혈, 간 괴사, 근육과 신경세포의 손상 등이 나타날 수 있다. 식물성 기름, 호두와 아몬드 등 견과류, 브로콜리, 호박, 현미 등에서 섭취할 수 있으며, 흑염소를 비롯한 동물성 식품에는 대부분 알파 토코페롤(Alpha-Tocopherol)의 형태로 들어있다.

비타민E에 관한 연구는 항산화, 근육기능 유지, 면역기능 정상화, 콜레스테롤 수치 안정, 심혈관 질환 등 다양하게 진행 중이다. 특히 비타민E와 불포화지방산의 시너지 효과에 주목하는 경우가 많다. 알츠하이머, 뇌혈관 질환 등 산화로 인한 손상에서 오는 뇌와 신경계 질환을 예방하고 치료하는데 도움이 된다는 내용이다.

흑염소에는 비타민E, 즉 토코페롤이 100g 기준 45mg이나 함유되어 있다. 이는 소와 돼지, 닭에 비하면 5-10배 정도나 된다. 하루 권장 섭취량의 4배정도 된다. 예로부터 흑염소는 남성과 여성의 불임을 개선하고, 성기능을 강화하며, 세포의 노화를 방지하고, 혈액순환을 촉진하며, 수족냉증을 개선한다고 했다. 이는 흑염소에 함유된 비타민E의 역할이 매우 크다. 수천년 간 쌓여온 임상은 때로는 과학을 앞서기도 한다.

🐝 지방을 태워버리는 에너지 부스터, 카르니틴

카르니틴(Carnitine)은 동물성 단백질에 존재하는 효소로, 지방산을 미토콘드리아로 옮기는 데 중요한 역할을 한다. 우리 몸의 에너지 생성 및 세포 손상 방지를 담당하는데, 카르니틴이 부족하면 지방산이 세포 주위에 축적된다. 혈중지질(血中脂質)이나 중성지방이 쌓여, 신체 대사에 이상이 생기게 되는 것은 당연지사!

다이어트 보조제나, 단백질 보조제를 꾸준히 챙겨 먹는 사람들이라면 카르니틴이 익숙하다. **지방의 분해를 돕고, 독성이 있는 물질을 세포 밖으로 배출시키는 역할을 하는 생리활성 영양성분**이기 때문이다. 특히 주목할만한 역할은 운동 후 발생하는 젖산의 양을 감소시킨다는 것이다. 피로회복을 촉진시키고, 과도한 운동으로 인한 통증을 완화시켜준다. 미국과 유럽에서는 30년 가까이 사랑받아 온 성분으로, 카르니틴이 주성분인 기능성 식품과 음료, 파우더 등이 다양하게 출시되고 있다.

카르니틴이 필수 영양소로 분류해야 하는지에 대한 여부는 견해 차이가 있다. 그러나 지방산을 세포에너지로 전환시키는 운반 역할, 다이어트 효과, 콜레스테롤 저하, 운동능력 향상, 뇌기능 향상, 생식능력 증대, 심혈관 기능 강화 등에 대한 카르니틴의 효능에 대한 이견은 없다. 관련 연구들도 활발히 진행되고 있다.

흑염소의 카르니틴 함량은 100g 당 20.8-26mg 정도로, 소고기가 100g 당 11.7-15.3mg, 돼지고기가 100g 당 2.0-2.4mg인 것과 비교해 보면 매우 높은 수치이다. "3저 4고", 아직 기억하고 있는가? 지방과 콜레스테롤, 원재료 오염도는 낮고 단백질, 칼슘, 철분, 비타민 함량은 높은 흑염소. 에너지 부스터 역할을 하는 카르니틴 함량이 풍부하다는 것도 함께 기억하면 좋을 것이다.

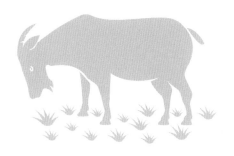

🐐 우리 몸의 강철 방패 비타민A

비타민A도 기름에 녹는 지용성 비타민이다. 간에 주로 저장된다. 우리 몸의 저항력을 강화하며, 비타민E와 마찬가지로 항산화 작용을 돕는다. 동물성 식품에 함유되어 있는 레티놀(Retinol)과 신체에서 비타민 A로 변환되는 베타카로틴(Beta Carotene)이 있다.

비타민A 하면 떠오르는 것이 당근과 동물의 간일 것이다. 브로콜리, 시금치, 케일, 키위, 양배추, 토마토, 옥수수, 늙은 호박 등 신선한 채소에는 비타민A가 풍부하다. 이 책의 주인공인 흑염소에도 비타민A가 풍부하다. 모든 동물이 그렇듯 간에 비타민A와 철분이 풍부하게 함유되어 있다. 눈 건강은 물론 우리 몸의 저항력을 키워줄 수 있다.

야맹증, 안구건조증, 각막연화증 등 눈과 관련한 질병 예방에 효능이 있으며, 세포의 성장과 발달에도 중요한 역할을 한다. 폐, 피부, 소화기관 등의 상피세포 합성과 구조 유지, 구강, 기도, 위, 장의 점막 보호를 담당하는 비타민이다. 개발도상국의 어린이들이 비타민A 결핍이 많아 실명하거나 목숨을 잃는 경우까지 빈번하다고 한다.

비타민A가 부족하면 시력저하, 각막 연화증, 만성피로 등이 올 수 있다. 그렇다고 해서 과잉섭취는 금물이다. 너무 과하게 섭취하게 되면 어지럽거나 구역질, 피부 간지러움, 두통, 간 손상이 올 수 있으며, 임산부가 과잉섭취 할 경우 태아의 기형 및 조산의 원인이 되기도 한다.

🐐 단백질의 기본단위, 아미노산

아미노산(Amino Acid)은 우리 몸을 구성하는 단백질의 기본 단위이다. 뼈와 근육을 생성하는 재료가 되면서, 몸의 기능을 전반적으로 원활하게 한다. 근력과 지구력 증강, 근육 피로 예방과 회복 등 직접적이고 명확한 역할을 담당하고 있다.

아미노산이 부족하면 운동량과 활동량에 비해 피로를 빨리 느낀다. 집중력이 저하되고, 우울하거나 무기력한 증상이 쉽게 나타나며 이는 면역력의 저하로 이어진다. 근손실이 걱정되는 노년층은 물론 식습관이 불규칙한 사람, 상처와 질병, 수술 이후 회복기에 있는 사람들은 필수아미노산을 충분히 섭취해 주는 것이 좋다.

탄수화물과 지방은 몸 속에서 만들어낼 수 있지만, 아미노산은 그렇지 않다. 시중에 나와 있는 다양한 형태의 영양제와 보충제 등으로 충족하는 것도 답이 될 수 있지만, 흑염소를 비롯한 닭고기, 연어, 귀리 등 음식으로 섭취하는 습관을 들이는 것도 좋다.

아미노산이라고 해도 다 같은 아미노산이 아니다. 20가지 아미노산 중 필수아미노산으로 구분되는 것은 히스티딘, 트레오닌, 메티오닌, 발린, 이소류신, 류신, 페닐알라닌, 라이신, 트립토판인 9가지이다. 흑염소의 필수아미노산 9가지의 종합 비율은 약 50.3%로, 소고기가 46.6%인 것과 비교하면 다소 높다는 것을 확인할 수 있다. 흑염소고기는 아주 양질의 단백질원인 셈이다.

(단위: mg/100g)

아미노산	등심	볼기
글루타민산	2,965.6±135.8	3,013.3±231.7
아스파르트산	1,723.2±82.0	1,716.6±117.4
리신	1,631.7±82.6	1,624.3±127.5
로이신	1,541.8±76.8	1,561.9±137.9
알기닌	1,194.3±67.7	1,189.2±113.5
알라닌	982.7±57.5	1,045.7±80.0
발린	928.7±49.6	917.0±73.4
글리신	904.8±66.7	920.2±72.9
스레오닌	894.3±49.2	884.6±79.1
이소로이신	857.8±43.8	845.5±74.5
페닐알라닌	773.8±40.7	784.5±74.1
세린	771.5±49.3	784.1±59.5
프롤린	739.8±45.3	750.4±62.2
티로신	716.2±40.9	718.5±70.8
메치오닌	561.5±31.6	562.4±54.0
히스티딘	521.8±27.7	504.1±43.7
시스테인	321.0±49.1	261.2±11.3

흑염소의 아미노산 비율 중 가장 높은 것은 글루타민산(Glutamic Acid)이다. 조개류에 글루타민산이 많이 들어 있다. 육수에 조개류와 해물을 많이 쓰는 것도 감칠맛을 내는데 글루타민산이 큰 역할을 하고 있

기 때문이다. 일본의 미원, 아지노모토 회사의 MSG 개발의 시작도 다시마의 맛 성분이 L-글루타민산임을 발견하면서 시작되었다.

필수아미노산은 아니지만 중추 신경계에서 가장 흔한 흥분성 신경 전달 물질로, 글루텐에서 발견되어 글루타민산으로 불리게 되었다. 곡류와 동물성 식품에서도 얻을 수 있다.

흑염소는 대표적인 저지방 고단백식품으로 알려져 있다. 한국식품연구원에서 조사한 연구보고서에 따르면 흑염소 육골즙의 아미노산 함량 중 필수 아미노산 함량은 769.9mg/100g, 비필수아미노산 함량은 2,377.1mg/100g, 총 아미노산 함량은 3.147.0mg/100g이다. 환이나 분말로 가공하여 먹을 때보다 즙이나 탕액 형태로 먹을 때가 아미노산 함량이 더 높아지는 것이다. 예로부터 흑염소를 탕으로, 진액으로 먹던 조상들의 지혜는 과연 어디까지 내다본 것일까 궁금해질 지경이다.

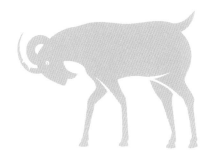

🐐 무기질을 쉽게 보지 마라

무기질(Minerals)은 탄소, 수소, 산소, 질소를 제외한 나머지 원소를 통틀어 말한다. 뼈와 이의 구성성분인 칼슘, 인, 마그네슘, 장기와 혈액의 주요 성분인 철, 요오드, 코발트, 황, 아연, 칼륨, 생체 기능의 조절과 삼투압 조정, 신경 및 근육의 정상적인 유지에 필요한 나트륨, 칼륨, 칼슘, 마그네슘, 인, 효소의 성분인 아연, 구리, 철 등 다양한 만큼 역할도 모두 다르다.

무기질은 신경의 피로, 근육의 탄력성 감퇴, 체액의 산성화, 소화기능의 저하를 막는데 중요한 역할을 한다. 체중이 60kg 정도 되는 성인은 약 2.3kg의 무기질을 포함하고 있다. 체중의 약 2% 정도로 보면 된다.

사람의 체액과 혈액의 산성도는 섭취하는 음식물에 따라 영향을 받는다. 특히 섭취한 무기질의 종류에 의해 큰 영향을 받는다. 대개 채소나 과일 등 체액 내 염기성 물질을 형성하는데 필요한 칼슘, 마그네슘, 나트륨 등의 무기질이 많기 때문에 알칼리성 식품이라고 하고, 대부분의 육류과 곡식들에는 산성물질을 형성하는데 필요한 염소, 인, 황 등이 많이 들어 있어 산성식품이라고 한다.

2015년 송효남 외 3인의 흑염소 무기질 성분에 관한 표를 인용해서 설명해 보자. 흑염소의 앞다리살, 목살, 뱃살과 소고기, 돼지고기, 닭고기를 비교하였다. 고기별로 비교하기 쉬운 무기질을 다섯가지만 설명해 보자. 인, 나트륨, 마그네슘, 칼슘, 철의 순서이다.

단위(mg%)

무기질	흑염소고기			소고기	돼지고기	닭고기
	앞다리살	목살	뱃살			
P	151.9	151.9	132.0	169.0	248.0	339.0
Na	84.1	88.1	88.1	51.8	63	46
Mg	15.5	16.7	14.4	20.1	2.3	17.8
Ca	9.3	4.9	10.4	3.8	6.0	5.8
Fe	1.4	1.4	1.3	2.8	2.1	2.2

"흑염소와 약용식물 복합 증탕추출액 및 증류액이 조골세포 증식과 파골세포 형성에 미치는 영향", 송효남, 임강현, 권인숙, 한국영양학회지 제48권 제2호, pp. 157-166, 2015.

주목해야 할 부분은 칼슘이다. 인과 마그네슘 함량은 상대적으로 타 고기들에 비해 떨어질 수 있지만, 칼슘 함량은 월등히 높은 것을 확인할 수 있다. 칼슘은 우유 및 유제품과 같은 특정식품 이외의 일반 식품에는 그 함유량이 비교적 낮은 무기질이라는 점을 감안하면 타 고기들에 비해 흑염소에 높은 수치의 칼슘이 있다는 점에 의의가 있다. 개인적으로 흑염소와 녹용, 당귀, 우슬 등 근골격을 강화하는 원료들이 만나게 되면 기능성 강화에 더 큰 시너지가 날 것으로 기대하고 있다.

인이 많이 들어 있으면 고기가 상대적으로 더 산성이라는 것을 나타낸다. 흑염소가 약산성이라는 증거자료가 되어준다. 철분은 흑염소 고기

보다는 간에 더 많이 함유되어 있다.

흑염소 고기의 무기질 함량을 100g 단위로 좀 더 자세히 들어가 보자!

시료명	Na	Fe	Ca	K	P	Zn	Mg
등심	58.61 ±0.74	2.36 ±0.07	4.51 ±0.22	283.24 ±3.86	187.70 ±3.57	2.97 ±0.02	21.69 ±0.49
볼기	55.58 ±3.21	2.34 ±0.03	3.64 ±0.07	252.69 ±1.00	188.85 ±1.96	3.44 ±0.10	20.41 ±0.98

가장 높은 수치를 나타내는 것은 칼륨이다. 칼륨은 나트륨과 균형을 이루어 정상적인 혈압을 유지하고, 체내의 수분과 산/알칼리 균형을 조절하는 전해질이다. 에너지 대사, 세포막의 운반 작용, 신경계 자극 전도, 골격근의 수축과 이완, 혈압의 유지, 뇌에 산소 공급 등 엄청나게 많은 역할을 하고 있다. 나트륨과는 달리 혈압을 낮추는 기능이 있어 고혈압 예방에도 좋다.

인과 철분에 대해 좀 더 알아보자. 다 알고 있는 것 같지만, 사실 인과 칼슘은 생각보다 중요한 역할을 하고 있기 때문이다. 인은 칼륨 다음으로 흑염소에 많이 포함된 무기질이다. 그 대부분은 인산칼슘으로 뼈와 이에 존재하고, 나머지는 인지질, 핵산 등의 형태로 조직을 구성하는데 사용된다. 물질대사에 기본적으로 중요한 역할을 하는 무기질이다.

철분은 생명 유지에 상당히 중요한 원소이다. 혈액에 산소를 운반하는 역할을 하기 때문이다. 폐로 들어온 산소를 온 몸에 운반하기 위해 필요한 헤모글로빈 합성에 반드시 필요한 물질이며, 각 세포에서 생성되는 이산화탄소를 폐로 운반하여 방출한다. 또, 신경전달물질(neurotransmitter)인 도파민, 에피네프린, 노르에피네프린, 세로토닌과 콜라겐 합성에 필요한 효소의 보조인자로도 작용한다. 이뿐인가, 알코올 대사, 약물 해독, 간에서의 유해물질 배출과 같은 역할까지 하는 바쁜 녀석이기도 하다.

철 결핍은 전 세계적으로 가장 흔한 문제이기도 하다. 모든 세포로의 산소 운반에 차질이 생기며, 뇌 기능이 저하되어, 학습 능력 저하, 기억력과 집중력 저하, 두통, 불면증의 원인이 되기도 한다. 우리나라도 마찬가지이다.

철분이 많이 든 음식으로는 소고기, 소간, 닭고기, 생선, 굴, 대합, 바지락, 김, 미역, 다시마, 파래, 쑥, 콩, 팥, 잣, 깨, 호박, 버섯 등이 있다. 비타민 C는 철분의 흡수를 증가시키는 반면 커피, 홍차, 녹차 등은 철분의 흡수를 저하시킨다.

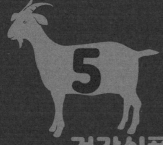

5

건강식품은 의식동원이다

🐝 이경제는 왜 건강식품에 주목하는가?

한의원은 소매시장이다. 환자가 찾아오고, 진료실에서 한의사와 만나서 연결이 되는 시장이다. 환자가 찾아와서 접수실에서 차트를 작성하고 진료실에 들어와 앉아 지난 세월을 이야기하고 아픈 증상을 털어놓으면 한의사는 바꿀 수 있는 부분과 고칠 수 있는 부분을 정리하여 알려준다.

1992년 한의원을 처음 개원했을 때는 한 사람당 한시간 이상 이야기하고, 환자의 전면, 옆면 사진도 찍어 놓고 (찍어서 인화소에 맡겨야 한다. 핸드폰 카메라는 커녕 디지털 카메라도 없었던 시절이었다.) 진료하는 내용을 카세트테이프에 녹음을 하여 퇴근후에 다시 들어보고 목소리의 고저, 완급을 파악하여 체질을 결정하고, 다시 한번 이제마 선생의 동의수세보원을 펼쳐보고 심각하게 처방을 고민한 후에 다음날 약처방을 완성한다. 약재들을 찾아서 보자기에 넣고 3시간 넘게 걸리는 가스 약탕기에서 정성을 들여 달인다. 그렇게 달인 한약을 다시 와서 찾아가기도 하고, 다음 진료날에 와서 가져가기도 한다. 그러니 하루에 8시간을 일하면 6명에서 8명 정도 환자를 보는 셈이었다.

그러나 30년이 지난 2021년에는 환자가 진료실 문을 잡고 들어오는 순간 알아차린다. 들어오면서 나랑 눈을 마주치는지, 어디에 앉아야 하는지 몰라 쭈뼛거리는지, 활짝 웃으면서 인사를 하는지, 바닥을 보면서 들어오는지, 문을 안 닫고 들어오는지 등 이 동작 하나로 진단이 나오게 되었다.

"원장님, 제가 20년전에 헬스클럽에서…"

"압니다. 운동을 하면 끝장을 보는 성격이죠. 일주일에 한번이상 골프를 쳐야 하고 카트를 타지 않고 걸어야 하고, 같이 치는 사람들 잘못하면 견딜 수가 없어 반드시 코치를 해야 하죠. 하지만 골프 끝나고 반대쪽으로 마무리 운동을 안 해서 몸이 균형을 잃어서 오게 된 것입니다"

"아니, 그걸 어떻게…"

"원장님, 제가 아침에 일어나면…"

"예전 같지 않죠. 10년전과 지금이 다르고, 불과 한달전과 지금이 다르죠. 아침에 일어나면 눈이 떠지고 벌떡 일어나던 시절이 있었는데, 지금은 이불이 따뜻하고 몸은 굳어 있는 것 같고 갑자기 일어나면 괜히 담이라도 걸릴까봐 무섭고 오늘이 혹시 토요일이 아닐까 안 일어나도 되는건가 생각하시죠!"

이런 식으로 환자를 보면 3초 내에 머리부터 발끝까지 파악이 된다. 어떻게 그럴 수가 있을까. 하루 8시간을 진료하니 한달이면 176시간, 일

년이면 2,112시간, 십년이면 2만1천시간이다. 29년을 한의원을 했으니 61만시간을 환자를 봐온 것이다. 1만 시간의 법칙도 있는데 그것의 61배를 했으니 딱 보면 알아야 하는 것이 당연하다.

"블링크"는 정말 어느 수준이 오른 고수들끼리는 알고 있던 감지능력이다. 이렇게 3초만에 안다고 해도 3초내로 설명할 수가 없다. 내가 진단한 내용을 설명하고 환자에게 이해를 시키는데 20분은 걸린다. 환자가 왔는데 나는 알아, 너는 모르니 가만히 있어 하면 누가 믿겠는가? 증상을 맞추기도 하고, 개선방향도 제안하고, "당신에게 적합한 맞춤처방을 드리겠습니다" 해야 환자가 수긍한다. 그러니 하루 20분씩 환자를 한 명씩 봐도 20명에서 30명이 한계다. 이경제한의원에서 진료는 나 혼자하니 내가 열심히 환자를 봐도 한달에 600명 이상 볼 수 없는 상황이다.

하지만 진찰을 반드시 한 후에 처방을 하는 영역이 있는가 하면, 나타난 증상에 적합한 건강식품도 있다. 침향이 들어간 좋은 제품을 만들어서 찾아오지 않아도 대한민국 전역에 공급할 수 있고, 오랜 시간 끓여야 하는 녹용 제품을 생산하여 누구나 손쉽게 마실 수가 있다면 얼마나 좋을까 하여 건강식품 사업을 하게 되었다.

🐝 몸에 좋다면 뭐든지 먹는다

각종 포털 검색창에 "몸에 좋은" 까지를 치면 몸에 좋은 차, 몸에 좋은 음식, 몸에 좋은 식품, 몸에 좋은 지방, 몸에 좋은 간식, 몸에 좋은 지방, 몸에 좋은 고기, 몸에 좋은 컬러푸드, 몸에 좋은 벌레(…?) 등 엄청난 연관 검색 키워드가 나온다.

"좋은 음식"을 검색하면 남자, 여자, 아이, 청소년, 20대, 30대, 40대, 50대, 시부모님(…?) 등 주변에 있는 사람들은 다 나오고, 당뇨, 고혈압, 아토피, 고혈당, 탈모, 비염 등 증상이라는 증상은 다 나올 기세이다.

"건강에"를 치면 건강에 좋은 차, 건강에 좋은 음식, 건강에 좋은 산나물, 눈 건강에 좋은 음식, 장 건강에 좋은 음식, 폐 건강에 좋은 음식, 뼈에 좋은 음식, 면역력에 좋은 음식, 피부 건강에 좋은 음식 등이 쫘르륵 나열된다. 이러다 오장육부에 좋은 음식을 다 검색할 수 있을 것만 같다. 지금 내가 글을 쓰며 먹고 있는 감자칩 봉지 뒷면을 보다 보면, 나도 모르게 감자의 효능을 검색하게 되고, 감자칩의 칼로리와 포화지방 함유량을 보다가 결국에는 이 감자칩이 건강에 좋다는 아보카도 오일로 튀겼는지를 확인하게 된다.

우리나라 사람들은 약을 먹어 치료하는 것 이전에 몸에 좋다는 음식을 찾는다. 그 음식의 효능과 성분에 특히나 민감하다. 특정 성분이 각광

받기 시작하면 그 성분이 있다는 음식과 재료들이 줄줄이 잘 팔린다. "음식이 곧 보약"이라는 말을 믿고 실천하려 노력하는 훌륭한 민족이다. 의학의 아버지 히포크라테스도 음식으로 못 고치는 병은 약으로도 못고친다고 했으니, 어떤 음식을 먹느냐는 매우 중요한 문제이다.

우리나라 어디에서나 논 밭 주변에 자생하는 쇠뜨기풀이 알고 보면 비타민, 칼륨, 탄닌 등 미네랄이 시금치에 몇배라느니, 피부의 독소를 배출해 주고, 천연 이뇨제의 역할을 한다는 등의 정보가 확산되면서 쇠뜨기풀은 엄청난 인기를 끌었다. 실제로 쇠뜨기풀은 소가 즐겨 먹는데서 이름이 유래된 풀이다. 물론 인간이 먹어 좋지 않다는 것은 아니다. 워낙 수요가 높아지다 보니 매연과 농약이 범벅된 출처를 알 수 없는 쇠뜨기풀까지 시장에 돌았다. 간암 환자, 폐암 환자들이 쇠뜨기풀이 암을 사라지게 해 줄것이라 믿고, 치료를 중단하고 쇠뜨기풀 우린 물만 먹는 웃지 못할 상황까지 벌어졌다.

남자에 좋다고 알려진 야관문 역시 갑자기 엄청난 인기를 끌었다. 비수리가 야관문이다. 생약명인 철소파, 마추, 삼엽초까지 대중들이 더 잘 알고 있는 상황이다. 체내 염증을 개선하고, 전립선 건강에 도움이 되는 폴리페놀과 플라보노이드 성분이 풍부하고, 숙취해소와도 연결된다는 것 때문에 직장인들은 물론 아버지 선물로도 인기가 높았던 적이 있다. 그러나 과용하면 복통과 설사, 어지러움, 메스꺼움이 올 수 있음을 알려주는 것은 누군가 알려줬어야 하지 않을까?

🐐 시대에 따라 유행은 다르다

우리가 예로부터 지금까지 먹어오던 모든 식품은 모두 좋은 영양소를 가지고 있다. 과잉 섭취해서 독이 되는 경우도 있지만, 대부분 인간이 섭취 가능한 정도만 먹는다면 큰 문제는 없다. 현재 과학 기술로 추출하지 못하거나, 아직 기능성 인증을 받지 못한 영양 성분들도 임상으로는 충분히 데이터가 축적되어 있다. 그렇기 때문에 다음 유행은 무엇일지 기대가 되기도 한다.

우리가 먹고 있는 모든 것들은 우리가 알거나 모르는 많은 성분들의 다양한 상호작용을 통해 건강에 기여하고 있는 것이다. 소위 "궁합이 맞는 음식"이라는 것도 그렇고, "어디어디에 좋은 음식"도 바로 같은 맥락이다. 식품이나 재료 하나만으로 우리 몸에 필요한 모든 영양소를 가지고 있지는 못하므로 여러가지 식품을 섭취하고, 부족한 것은 더 챙기고, 영양제나 약, 건강기능식품을 통해 더욱 균형을 맞추려는 것이다.

"채소과일365, 가족건강365"라는 캠페인을 기억하는 사람이 있을까? 하루에 3번 6가지 채소와 과일을 5가지 색으로 맞춰 먹으면 6대암과 5대 생활 습관병을 예방할 수 있다는 가족건강365 본부의 캠페인이다.

미국에서도 몇 년 전부터 "Eat 5 A Day"라는 캠페인을 통해 하루 3가지 채소와 2가지 과일을 먹을 것을 알리고 있다. 대형병원에서도 영양/운동/체중관리를 통해 암을 예방할 수 있으며, 특히 영양에서 매일 삼시 세끼 균형 잡힌 식사를 하고 하루 5가지 채소를 골고루 섭취할 것을 권장하는 캠페인을 실시하고 있다.

이러한 캠페인의 공통점은 "다양한 식품의 섭취"를 강조하는 것이다.

2000년대 초반, "혈행 개선"이라는 키워드가 우리나라를 강타했다. 심혈관 질환을 앓고 있는 사람들 뿐 아니라 갱년기 여성, 하지정맥류를 앓는 사람들, 간이 안좋은 사람들 너나할것 없이 모두 혈행 개선에 도움이 된다는 식품을 구매했다.

"관절염"에 좋다는 글루코사민의 인기는 여전히 이어지고 있다. 한의원에 와서 글루코사민 주사를 맞을 수 없냐고 묻던 연로한 어르신들이 줄을 이었고, 이미 양약을 처방받아 먹는 와중에도 글루코사민 영양제와 오메가3를 혼합 조제해서 드시던 분들이 이번엔 한약까지 처방받고 싶어했다.

"다이어트" 열풍이 불던 때, 공액리놀렌산과 가르시니아 캄보지아, 곤약젤리는 그야말로 현대인의 필수품이었다. 다이어트 한약을 처방받기 위해 한의원에 내원하는 환자들은 이미 모든 종류의 다이어트 영양제를 먹고 있었다. 약으로 배가 부를 지경으로 보였다.

불경기에 "교육열"이 한참 치솟을 때는 상대적으로 오메가3와 비타민B가 인기다. 집중력을 높여 주고, 기억력과 시력 개선에 좋고, 수험생 피로회복에 좋다는 제품이 불티나게 팔린다. 물론 청소년기 성장을 위한 보조제품이야 말할 것도 없다. 자녀의 키를 1cm라도 크게 하기 위해서 영유아 때부터 본격적인 관리를 시작하는 부모들이 늘었다.

미세먼지와 황사를 넘어서 팬데믹 시대가 되면서부터는 "면역력"이 엄청난 화두이다. 면역(免疫)이란 무엇인가? 면역의 정확한 개념은 병원체, 독소, 항원, 바이러스, 각종 세균의 공격으로부터 우리 몸을 스스로 지키고, 이겨내는 힘을 말한다. 쉽게 말하면 우리 몸을 지키는 방패인데, 그 방패가 얼마나 단단하고 효율적으로 공격을 잘 막아낼 수 있느냐의 문제이기도 하다. 우리는 분명 앞으로의 인생에 있어 들어보지도 못한 새로운 전염병, 질병들과 마주할 것이다. 그것도 한두번으로 그칠 문제가 아니다. 그래서 우리는 우리 몸의 방패를 잃어버리지 않게 관리하고, 녹슬지 않게 정비하고, 꾸준히 보수해야 한다.

현대 의학의 발전에 따라 면역에 대한 개념이 정립되어 왔지만, 한의학에서도 면역의 개념은 영(榮)과 위(衛)에서 위기(衛氣)로 볼 수 있다. 영은 영양공급, 위는 지키는 에너지이다. 사기(邪氣)는 바이러스, 세균, 박테리아를 포함한 개념으로 볼 수 있다.

이 면역력을 높이기 위해서 사람들이 찾는 것은 거의 모든 음식과 제품이라 해도 과언이 아니다. 홍삼, 알로에 등 기능성을 인증 받은 원료들부터 된장, 김치, 요구르트 등 발효식품을 거쳐, 제철과일, 버섯, 제철채소는 물론 세부적으로 양파, 무, 대파, 냉이 등등 아주 전세계 모든 음식이 나올 기세다.

여기에서 우리는 앞에서 말한 다양한 음식을 즐기고 정상적인 생활 습관을 유지하는 것이 중요하다는 것을 다시 기억해야 한다. 유행을 따르는 것도 즐거운 삶이지만, 그 전에 자기만의 기준을 가지고 자신의 건강을 되돌아보는 것이 더 중요하다.

피로하지 않을 만큼 움직이고, 충분한 잠을 질 좋게 잘 수 있도록 하고, 평상시에 자기에게 맞는 운동을 습관적으로 하고, 많이 웃고 감정에 휘둘리지 말자. 몸 전체를 따뜻하게 유지할 수 있게 하고, 스트레스에 가능한 한 의연하게 대처할 수 있는 해소책을 마련하자. 그리고, 자기가 좋아하는 음식을 즐겁게 먹자. 그리고 나서 상쇄할 수 있는 방안을 생각하는 것도 하나의 대안이 될 수 있지 않을까?

♥ 건강은 습관이다

사실 건강한 생활을 위해서는 바람직한 식습관을 갖는 것은 기본이다. 무엇보다 중요하다. 현대인들의 고혈압, 당뇨, 비만 등 만성질환과 성인병은 유전도 유전이지만 잘못된 식습관이 상황을 악화시키기 때문이다. 성인의 25%는 두개 이상의 만성질환을, 8%는 세개 이상의 복합적인 만성질환을 가지고 있다고 할 정도이니 국민 건강이 개인들의 문제가 아닌 국가적인 문제가 되는 날이 가까워지고 있는 것이다.

우리나라 사람들은 처방약과 평소 식습관 이외에 건강식품을 즐겨 먹는다. 약도 아니지만 일반식품도 아닌듯 한 중간적인 입장의 식품이 바로 건강식품이다.

사실 일반식품과 건강식품의 차이는 모호할 수 있다. 내가 대표로 있는 회사의 한 직원을 예로 들어보자. 그녀는 5개 영양소 즉 탄수화물, 단백질, 지방, 비타민, 무기질의 균형을 맞춰 먹는 것을 2021년도 목표로 잡았다. 아침 9시에 출근하기 위해 7시에 겨우 일어나 지하철 9호선과 7호선을 갈아타고 회사로 온다. 아침은 거를 수 밖에 없다.

점심은 2021년 2월 현재 코로나 사태로 인해 회사에서 배달시켜 먹는다. 메뉴는 그때그때 다르지만 주로 고 염분, 고 탄수화물, 저 단백질 식단이다. 하루 종일 컴퓨터 화면과 싸우며 앉아서 근무하는 그녀는 만성 변비와 붓기, 쉽게 빠지지 않는 뱃살 때문에 스트레스가 이만저만이 아니다. 그 뿐일까, 가족 유전력이 있는 당뇨로 인해 언제 갑자기 당 수치가 이상해질지 모른다는 불안감에 "당뇨에 좋은 음식"을 검색하는 것이 바로 그녀다.

한의사가 대표로 근무하는 회사의 장점은 직원들의 건강 관리와 상담이 가능하다는 점이다. 나는 그녀에게 아침 근무시간에 키위, 사과, 새싹보리 등 섬유질이 풍부한 음식을 먹어보라고 권했다. 점심에 뱃속으로 들어오는 고 염분, 고 탄수화물, 저 단백질에 대비하기 위해서라도 신선한 사과와 새싹보리 청즙은 그녀의 위장 순환에 도움이 될 것이다. 그리고 수시로 물과 콤부차 등 수분 섭취를 권했다.

그리고 그녀는 30대로 접어들며 지치고 힘든 타이밍마다 녹용이 들어간 스틱형 제품을 먹는다. 이런거 안먹어도 괜찮았던 20대를 추억하며 맛있게(살기 위해) 건강식품을 먹는 어른이 되었다.

한국인의 밥상을 표방하는 직원들의 비중이 큰 터라 점심 식사는 소금, 장류가 듬뿍 들어간 찌개이거나 국밥이다. 제육볶음과 뚝배기 불고기 등 한국인의 맞춤 점심이 오늘도 그녀를 괴롭게 한다. 아무리 생각해봐도 이 식사에는 비타민과 무기질이 부족하다. 각종 성인병을 비롯한 만성질환의 씨앗이 될거라는 느낌에 식사 후 커피 한 잔과 함께 자리에 곱게 올려둔 프리미엄 고함량 활성비타민과 마그네슘 한 알을 입에 털어 넣는다. 프리바이오틱스가 함유되었다는 헐리우드 셀럽이 마시는 콤부차와 함께 말이다.

오후 4시쯤 되어서는 쏟아지는 잠을 참을 수 없다. 하루종일 블루라이트와 씨름한 눈이 건조하고 피곤해서 인터넷으로 쟁여 둔 저칼로리 곤약젤리와 함께 눈에 좋다는 결명자차와 함께 오메가3와 루테인 알약을 먹는다. 몸에 좋다는거 챙겨 먹다가 배가 부르다는 그녀다. 오늘 그녀의 저녁은 부족한 단백질을 보충하기 위해 에어프라이어에 아보카도 오일을 발라 구운 닭가슴살과 브로콜리이다.

그녀는 일반 식사 습관에서 채우기 어려운 식이섬유와 단백질을 식단을 짜서 보충하고 있다. 비타민과 오메가3 등을 영양제로 채우는 것도 잊지 않는다. 그녀는 건강식품이 대중화된 현대인의 삶을 살고 있다.

이 책을 읽고 있는 독자들도 한번 본인의 하루 일상을 되돌아보자. 지치고 힘들 때 녹용이나 홍삼을 먹거나 변비로 고생할 때 청즙이나 키위, 사과 등을 먹는 것에 익숙하며, 약에 의존하기보다는 우선 식습관을 고치려 한다. 연령과 성별에 관계없이 의식동원(醫食同源)을 실천하고 있는 것이다. 지병이나 중병이 있는 경우가 아니라면 건강한 삶을 위해 식습관을 돌아보는 것은 매우 바람직한 현상이다. 물론 병을 진단받고 난 이후에도 약을 거부하고 식습관 개선에만 매달린다면 매우 위험하지만 말이다.

식품은 약이 아니다. 다양한 식품을 먹으며 즐거움을 얻고, 건강을 챙기는 것은 기본이지만 그것이 약이 될 수 있다는 것은 절대 아니다. 나는 건강식품을 잘 챙겨 먹고 있으니 건강에는 문제가 없다! 라는 믿음은 어리석은 것이고, 지양해야 할 삶의 방식이니 모두 주의하자!

🐝 한의원 처방과 건강식품의 차이

건강이 100이라면 "먹는 것 30", "움직이는 것 30", "잠을 자고 스트레스를 해소하는 것 30", 그리고 10은 "타고난 체력"이라고 볼 수 있다.

"의식동원(醫食同源)"이라는 말을 다시 한번 해석해 보자. 약과 음식은 근원이 같다는 뜻이다. 우리가 건강을 유지하기 위해서는 약을 통한 '치료'와 음식으로 섭취하는 '식사'가 동일한 선상에서 이루어져야 한다는 것이다. 한방이건 양방이건 다르지 않다. 약은 잘 챙겨 먹으면서 불규칙한 식생활을 유지하면 의미가 없고, 음식으로 모든 질병을 치료할 수 있다고 믿는 것도 위험한 발상이다.

한의원에서 처방하는 한약의 경우는 흔히 사진(四診)이라고도 하는 망문문절(望聞問切)을 통한 전문적인 진단 후에 개개인의 증상과 체질에 맞춘다. 망문문절은 한방에서 환자를 진찰하는 단계로 '눈으로 환자의 상태를 관찰하는 망진(望診)', '환자의 목소리나 숨소리, 기침, 냄새 등을 파악하는 문진(聞診)', '환자와 보호자에게 주요 증상과 발병 동기, 치료, 자각증상, 생활습관, 식습관 등을 질문하는 문진(問診)', '직접 환자의 몸을 만져보고 눌러보는 절진(切診)'을 이르는 말이다.

이러한 과정을 거치고 나서 개개인의 증상과 체질에 맞추어 처방을 한다. 초진일 경우라면 정확한 체질 파악이 힘들 수 있다. 물론 30여년간의 한의사 경력으로 딱 보면 어떤 체질이겠다 라는 감은 오지만, 그 감을 실제로 구현하는 것은 역시 진찰이다.

한의원에서 처방하는 약은, 건강식품이나 보조식품과는 다르다. 같은 흑염소를 사용했다 하더라도 누구나 부담 없이 쉽게 접할 수 있도록 한 건강식품인 흑염소 제품과, 개개인의 체질에 맞춰 부원료를 배합하고 흑염소 배합비율을 조정한 처방약은 전혀 다르다.

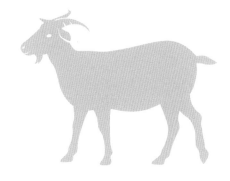

6

흑염소, 건강을 만나다
– 제품 기획부터 개발까지

🐐 원장님, 흑염소입니다!

어느 나른한 2019년 오후, 맛있는 간식거리를 잔뜩 사 들고 나를 찾아온 행복을 파는 사람들 대표 안사장의 한마디였다. 내가 지금 침향원도 잘되고 있고. 더힘찬 녹용도 잘되고 있는데 느닷없이 흑염소라니 조금 동떨어진 이야기 아닌가. 침향원은 대환으로 된 보양식이고, 더힘찬 녹용은 파우치 형태로 되어 있으니 더 할 여력이 없을 것 같은데?

하지만 다짜고짜 간식을 내밀며 흑염소를 외친 사람이 평범한 사람이 아닌 면세점 유통사업으로 잘 나가고 있고, 직원만 수십명인 회사의 대표인데다, 명절이면 고기만 100톤을 전국에서 장만하여 팔아내고, 순대, 곱창, 김치, 만두 등 식품 종류만 수십개를 팔고 있는 안정택 사장이라 허튼 소리는 아닐것 같아 이야기를 들어보기로 했다.

"흑염소가 좋은 재료이기는 하지만 지금 ㅇㅇ식품이 장악하고 있는 시장 아닌가요. 우리가 뛰어들기에는 너무 늦은 감이 있는 것이 아닐까요?"

"지금도 팔리고 있다는 겁니다. 몇년간 팔렸다는 것은 그만큼 시장이 있는 것이지요. 시장도 있는데다 새로운 수요도 창출해 낼 수 있습니다. 나이 들면 제일 먼저 느끼는 것이 손발이 차가워지면서 기운이 안 간다는 거 아닙니까. 흑염소의 기본 효능에 원장님의 노하우를 추가하면 전통 흑염소에 한방을 접목한 제품이 나올 수 있습니다."

"그러고보니 어렸을 때 동네마다 흑염소 달이는 집이 있었지. 가게 근처를 지나가면 약 달이는 냄새가 진동을 했었는데, 그게 50년전 이야기네."

"바로 그겁니다. 50년전에도 있었고 불과 십년전에도 유행을 했습니다. 전라도 지방에 가면 그 시절에 만들어진 흑염소농장이 곳곳에 있습니다. 이제 원장님이 처방하여 흑염소 제품이 나오면 사람들이 기다렸다는 듯이 줄을 설 겁니다. 운영은 맡겨주십시오. 원장님은 처방만 만들어 주십시오."

나는 자신이 없는데 이 사람은 자신이 넘치는구나. 대단한 자신감이… 근거가 있는 자신감인가?

하지만 흑염소에 대해 잘 생각해보면 유행이 지난 제품이 아니라 얼마든지 필요로 하는 사람들이 있다는 것은 맞는 이야기였다. 염소는 신라시대부터 키우던 우리나라 짐승이 아닌가. 산해경만 읽어봐도 수천년 전에 나오는 신화 속의 동물, 차조, 오색새, 탁비, 반모 등 있지도 않는 것들과 함께 꼭 염소가 나오는데 그만큼 오랜 기간 지구에 존재했던 염소 아니던가. 거기에 추가로 좋은 한약재를 더하면 괜찮은 모양이 나올 것 같았다.

그렇게 해서 연매출 250억의 흑염소는 당이 떨어지는 오후의 잡담에서 시작되었다.

🐐 건강식품의 다섯가지 원칙

2011년부터 나는 전통원료를 이용한 건강식품을 기획해 왔다. 계기는 심플하다. 양방 기반의 영양제와 건강식품에 비해 한방 기반의 제품은 턱없이 부족했다. 매번 한의원에서 한약을 처방 받는 것은 시간과 돈 모두 쉬운 일이 아니다.

처음 시작했을 때는 제형부터 원료 배합까지 하나부터 열까지 미지의 세계였다. 블루오션을 노린 것도 사실이지만 한방 원료 기반의 건강제품 수요와 니즈에 비해 공급이 너무나 미치지 못했다. 먹고 싶어도 쉽게 구할 수 없는 현실이 너무나 아쉬웠다.

그렇게 건강식품을 만들면서 변하지 않는 다섯가지 원칙을 세웠다.

첫번째, **안전성**이다. 여기서 '안전'이란 사용하는 원료는 안전한지, 전통원료의 배합은 안전한지, 생산과정이 안전한지, 유통과정이 안전한지 등 믿고 먹을 수 있는 식품을 만드는 책임감이다. 특히 한방 원료는 배합 과정까지 변질과 오염에 매우 예민하며, 원료 자체가 어디서 오는지도 중요한 문제이다. 이 모든 과정에 '안전'이라는 키워드를 반드시 넣어야 한다.

두번째, **즉효성**이다. 전통원료 기반의 건강식품도 먹으면 바로 효과를 볼 수 있어야 한다. 물론 약이 아니기 때문에 즉각적으로 통증이 사라진다거나, 혈관을 확장한다거나 하는 효과를 기대하는 것은 아니다. 1개월 이내에 개운하다거나, 몸이 가볍다거나, 변을 잘 본다거나 하는 효과가 바로 나타나야 한다. 그렇지 않으면 냉정히 말해 먹는 의미가 없다.

세번째, **경제성**이다. 한약을 먹고 싶지만 가격 부담을 느끼는 사람이 많다. 진입장벽을 낮추고 싶었다. 사실 어느 수준 이상의 제품을 만들기 위해서는 단가를 무조건 낮출 수는 없는 것은 현실이다. 믿을 수 있는 원료와 배합비율을 유지하면서 처방하는 한약보다는 저렴하게 제품을 만들어야 한다. 생산비가 절감될 수 있다면 그 방법을 택하고, 신선도가 생명인 제품의 경우라면 제조하는 총 수량을 줄이더라도 맞추려고 하면 가능한 일이다.

네번째, **접근성**이다. 어디서든지 쉽게 구매해서 먹을 수 있어야 한다. 온라인 쇼핑몰, 홈쇼핑, 오프라인 마트에서도 쉽게 구해서 먹고, 지인들에게 가볍게 선물할 수 있어야한다. 유통과 판매 채널을 다양화하여 요즘처럼 비대면 온라인 주문이 일상적인 세상에서는 최대한 여기저기에서 다양한 구성으로 제품을 만날 수 있어야 한다

다섯번째, **편리성**이다. 줄줄 흐르고 새는 진액, 보관 방법이 어려운 탕약, 일회분을 별도 케이스에 넣어 챙겨 가지고 다녀야 하는 환 등은 이미 구식이다. 휴대성이 간편하고 언제 어디서나 쉽게 먹을 수 있는 제형

과 포장을 끊임없이 연구하고 개발한다. 이는 소비자에 대한 배려임과 동시에 브랜드 가치를 나타내는 지표이기도 하다.

관점디자이너 박용후가 말했다. "단 한 번의 압도적인 편리함을 경험한 고객은 30년의 오래된 습관을 뇌에서 지운다"라고…

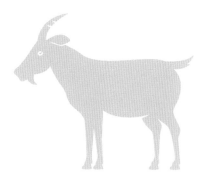

🐗 건강식품의 일곱가지 기준

　원칙이 있다면 세부적인 기준이 존재해야 한다. 기준만 만들어 놓고 지키지 않는 것도 의미가 없다. 특히나 이름과 경력을 걸고 제품을 기획, 개발할 때는 더 엄격한 기준이 필요하다. 회사 설립 이후로 단 한 번도 흔들리지 않는 경영철학이기도 하다. 회사 제품 기획과 생산을 담당하는 기획팀 직원들, 판매와 유통을 담당하는 영업팀 직원들, 경영 전반을 관리하고 전략을 수립하는 경영관리팀 직원들 또한 이 기준들을 정기적으로 확인하고 갱신하고 교육하고 있다.

첫번째, 원료가 정직한가?

　제품에 사용하는 원료의 원산지와 품질관리가 얼마나 제대로 되고 있는가를 제조공장과 함께 확인한다. 그리고 표기된 원료에 거짓 정보나 과장이 없는지를 꼼꼼히 따지고, 개발회의록을 작성하여 기록한다. 다섯 가지 원칙 중 '안전성'과도 연결되는 부분이다.

두번째, 함량이 정직한가?

　원료의 사용에 있어 표기된 함량은 거짓 없이 정확히 들어 있는지는 기본 중의 기본이다.

세번째, **제대로 잘 다뤘는가?**

건강식품으로 가공, 제조하는 과정에 문제는 없는지, 얼마나 청결한 환경에서 제조되는지, 원료와 함량은 모두 동일한 비율로 제품으로 가공되는지, 제조되어 유통되는 과정에서도 문제는 없는지, 보관되는 장소의 습도와 온도는 적절한지 등을 제조 공장과 법인 회사, 물류에서 모두 꼼꼼히 체크한다.

네번째, **배합에 전문성이 있는가?**

전통원료 배합은 사실 매우 어렵다. 그만큼 중요하고 전문적인 지식의 문제이다. 함께 배합하면 시너지를 내는 상성이 좋은 약재, 함께 배합했을 때 부족한 부분을 채워주는 약재, 특유의 맛과 향을 잡는 문제 등 전문가의 노하우와 지식이 모두 녹아 들어가야 한다. 1992년부터 한의원을 개원하여 한약을 달이고 배합한 나 역시 끊임없이 공부하고 고민하는 부분이다. 이 부분에 대한 논의와 연구가 가장 오래 걸린다.

다섯번째, **먹는 법에 대해 자세히 설명되어 있는가?**

약이 아닌 건강식품의 경우에는 권장량은 있지만 개인의 필요에 따라 어느 정도 유연하게 조절해도 괜찮다. 그러나 분명 지켜야 할 용법과 정도는 있다. 이 부분은 개인차가 극명하기 때문에 참 어렵다. 약이 아닌 건강식품의 경우에는 필요와 본인의 체감에 따라 양을 변동해도 좋기 때문이다. 그러나 그렇기 때문에 오히려 먹는 법에 대해 기준을 제시해 주어야 한다. 하루 적정량, 하루 중 언제 먹으면 좋은지, 공복에 먹는 것이 좋은지 등 제품 자체에 표기할 수 없는 부분은 제품 상담실, 고객센터, 인터넷 상의 상세페이지 등에 명기하고자 노력하고 있다. 제품 자체에 표기할 수 없는 것은 관련법상 표기가 불가능하기 때문이다.

여섯번째, **누가 먹으면 좋은가?**

대체적으로 건강식품은 남녀노소 구분 없이 누구나 먹을 수 있다. 어른 대상의 제품이라 할지라도 용량을 조금 줄이면 초등학생들도 먹을 수 있으며, 어린이용 제품이라 할지라도 어른이 먹으면 안되는 것은 아니다. 흑염소가 여성들에게 좋다고 해서, 남자는 먹으면 안되는 것을 절대 아니다. 하지만 여기서 중요한 것은 건강식품을 누가 언제 어떻게 먹었을 때 최대한의 효과를 낼 수 있는가의 문제이다. 당뇨와 고혈압이 심해 전문의 처방약을 먹고 있는 사람에게 '내가 만든 흑염소는 약이 아니라 건강식품이니 먹어도 된다' 라는 말을 하는 순간 한의사 자격 실격이다. 개개인의 건강 상태와 생활 환경에 맞춰 먹어야 할지 말아야 할지를 알려주는 것도 의무 중 하나이다.

마지막으로, **얼마나 먹어야 하나?**

이것은 기간의 문제이다. 의사마다, 증상마다, 필요에 따른 기간은 차이가 있을 수 있으나 필자는 3개월~6개월 정도 본인이 효과를 느낄 수 있는 기간 중 꾸준히 먹고, 1개월 정도 쉴 것을 권장하고 있다. 쉰다는 것은 먹었을 때와 안 먹었을 때의 차이를 비교해 볼 수 있는 좋은 계기가 되며, 안 먹어도 괜찮다면 안 먹어도 좋다. 먹어야만 살 수 있을 것 같다면 먹되, 우선 증상에 따라 병원에 먼저 갈 것을 추천한다.

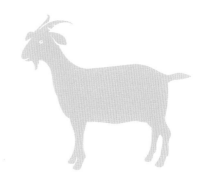

🐐 이경제 흑염소는 왜 뽕잎을 먹는가?

흑염소 제품을 만들기에 앞서 화순군과 업무협약을 체결하면서 흑염소의 사육환경과 사료를 돌아보러 다녔을 때의 일이다. 전라남도 화순은 흑염소 농가도 많이 있지만, 그만큼 뽕나무 재배 농가도 많다. 흑염소는 정말 이것저것 잘 먹는다. 특히 부드러운 목초보다는 나뭇잎이나 가지처럼 씹히는 맛이 있는 질긴 사료를 더 좋아한다. 실제로 찾아 간 농장에서 흑염소들을 보고 있으면 지치지 않는 어린 아이들처럼 뛰어 놀다 먹기를 반복했다.

인간이 무엇을 먹느냐가 참 중요한 것처럼, 동물도 마찬가지다. "당신이 먹는 것이 바로 당신이다." 이 말은 식품을 취급하는 관계자들이라면 반드시 명심해야 하는 명언이다. 특히 사육되는 동물들의 경우 육질, 품질 모두 사료에서 큰 차이가 나기 마련이다. 화순 출장 길에 화순군 농업기술센터의 연구 보고서를 보고 흑염소와 뽕나무잎의 콜라보레이션에 매료되었다. 연구 보고서에 따르면 흑염소가 기존 사료에 뽕나무잎을 섞어 먹게 되면 칼슘 등 무기질, 단백질, 수분 함량이 높아지며 지방, 섬유, 회분 함량은 낮아지게 된다. 고기로 먹거나 탕으로 고아 먹을 때 누린 맛도 한결 잡을 수 있게 된다.

뽕나무잎은 한방에서도 매우 유용하게 사용되는 약재이다. 우유의 10배나 되는 칼슘이 들어 있어 골다공증 예방은 물론 성장기 아이들에게도 좋다. 철분은 무의 160배가 들어 있어 체내 산소를 공급해주는 헤모글로빈을 생성한다. 혈전 생성을 억제하고 혈관질환 및 성인병 예방에 좋다. 같은 이유로 당뇨 환자들은 뽕나무잎차를 즐겨 마시면 좋다. 또, 풍부한 섬유질이 변비를 예방하고, 알라닌과 아스파라긴산이 알코올을 분해하여 숙취 해소에 탁월할 뿐 아니라 간 기능을 회복하는데도 좋다.

흑염소는 물론 녹용, 침향 등 한방원료를 이용한 제품을 만들 때는 주연배우들 이외에 조연, 단역 배우들의 궁합도 잘 연구해야 한다. 상생이 좋은 약재, 특유의 향과 맛을 잡아주는 약재를 어떻게 배합하느냐에 따라 완성도에 엄청난 차이가 난다. 뽕나무잎도 흑염소를 돋보이게 해주는 역할을 하는 특급조연인 것이다.

그럼 그 외의 17가지 조연들도 만나보자.

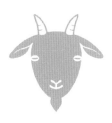

🐐 17가지 전통원료와 흑염소가 만나면 어떻게 될까?

칡뿌리

칡의 뿌리를 갈근(葛根)이라고 한다. 혈당 강하, 해열, 항염, 진정에 효능이 있고, 숙취해소, 감기에도 좋다. 예로부터 몸 속의 진액을 보충해 주는 효능이 있다 했다. 그래서 운동이나 사우나 후 칡즙을 먹는다.

갈근에 들어 있는 이소플라본 배당체는, 여성호르몬인 에스트로겐과 유사하다. 대두의 30배가 넘는 이소플라본 함유량은 왜 갱년기 증상으로 고생하는 환자들이 갈근을 찾는지 설명해 준다. 몸 속의 중금속을 배출하는데 효과적인 폴리페놀과, 간 기능 개선에 도움이 되는 카테킨이 풍부하다.

건조감귤껍질(진피)

우리가 까먹고 버리는 귤의 껍질이 약재로 쓰일 때는 진피(陳皮)라고 한다. 가래와 기침을 낫게 하는 효능이 있어 겨울철 차로 마시면 좋다. 귤 알맹이보다 비타민C가 4배 더 들어 있다는 귤 껍질, 안 먹고 버리기엔 너무나 아깝다. 소화불량, 트림, 메스꺼움, 설사 등의 증상에도 좋다.

귤 껍질에는 헤스피리딘과 노빌레틴이라는 성분이 매우 많이 함유되어 있다. 이 성분들은 활성산소를 제거하고 신진대사 촉진을 돕는다. 항산화와 면역력 강화를 기대해 볼 수 있는 것이다. 특히 이 헤스피리딘 성분은 체내에 지방이 쌓이는 것을 막아주기도 한다. 진피는 동물성 약재와 함께 사용할 경우 잡냄새와 누린 맛을 잡아준다.

익모초지상부

여성(母)에게 유익(益)한 풀(草), 익모초의 윗부분을 말한다. 쓴 맛이 매우 강하다. 생리통과 생리불순 완화 등 부인병에 좋다고 동의보감에 기록되어 있다. 임신을 준비하거나 생리통으로 고생하는 여성 환자들에게 많이 처방하는 약재이기도 하다.

어혈(瘀血)이란 체내의 혈액이 제대로 돌지 못해서 한 곳에 정체되어 있는 증세를 한의학적으로 말한 것이다. 타박상으로 생긴 피멍부터, 눈에 보이지 않는 몸 안의 노폐물까지를 포괄적으로 일컫는다. 익모초는 이 어혈을 제거하고, 혈액순환을 원활하게 한다. 각종 혈관 질환의 완화와 개선, 빈혈, 수족냉증의 완화에도 효능이 있다. 하지만 약 성질이 차고 쓰기 때문에 체질에 민감하거나 몸이 찬 사람들은 섭취에 주의가 필요하다.

약쑥잎

쑥은 우리가 생각하는 것 이상으로 종류가 많다. 인진쑥, 사자발쑥, 개똥쑥 등 다 같은 쑥이 아니다. 약쑥은 한방에서 애엽(艾葉)이라고 하며, 쑥의 어린 줄기를 말린 것이다. 쑥의 시네올 성분은 유해 세균의 성장을 억제하고, 면역과 해독 작용을 한다. 또 자궁을 따뜻하게 하여 생리통을 완화시켜 주고, 냉증에도 좋다. 칼슘, 철분 등 다양한 무기질을 함유하고 있으며 비타민도 A,B,C 고르게 포함하고 있다.

아로니아원액

아로니아는 북아메리카 동부지역이 원산지로, 베리 류 열매 중에서도 안토시아닌 함량이 가장 높다. 안토시아닌은 폴리페놀의 일종으로 유해산소를 없애는 대표적인 항산화 물질이다. 아로니아에는 이 안토시아닌이 사과의 432배, 아사이베리의 6.5배, 블루베리의 2.4배 함유되어 있다. 세계 3대 항산화 식품으로 카카오닙스와 강황 가루에 이어 아로니아가 선택될 정도로 슈퍼 푸드, 킹스베리라는 애칭도 붙었다.

감초

드디어 나왔다, 약방의 감초!

해독작용에 탁월한 감초는 간염과 피부염 등에 효과가 있으며, 약재로 사용할 때는 뿌리를 건조시켜 사용한다. 맛이 달기 때문에 감초(甘草)라 하며, 한방에서 가장 용도가 많은 약재이기도 하다. 대부분의 약재와 배합해도 중화가 잘 되고, 감초를 사용한 대표적인 처방에는 자감초탕(炙甘草湯)·작약감초탕(芍藥甘草湯), 감초길경탕(甘草桔梗湯) 등이 있다.

실제로 감초는 많이 쓰이는 만큼 그 효능과 성분에 대한 연구도 매우 활발하다.

감초의 대표성분인 글리시리진은 해독, 항염 작용을 하여 부종을 억제한다. 위와 십이지장 궤양과 방광결석에도 억제 효과를 나타낸다는 연구논문이 다수 존재하며, 위경련으로 복통이 심하고 입이 마르고 설사를 할 때에도 통증을 가라앉히는 효과가 있다. 임상적으로는 더 많은 데이터가 있다. 설사, 복부팽만감, 종아리 경련, 혈전, 강직, 습진과 여드름, 인후염, 구내염 등 다양한 증상에도 처방되는 약재이다.

참당귀뿌리

당귀도 감초만큼 다양하게 처방한다. 동의보감에는 그 처방의 수가 500개에 달할 정도이다. 당귀(當歸)는 마땅히 돌아간다는 뜻으로, 기혈이 제자리로 돌아온다는 의미를 가졌다는데서 유래한다.

임신, 출산, 생리와 연관된 고민을 가지고 있는 여성들에게 처방하는 당귀작약산은 갱년기 여성들은 물론 마르고 허약한 체질의 남성에게도 좋은 처방이다. 본격적인 삼계탕을 먹으러 가면 당귀가 들어 있다. 특유의 향이 은은하게 퍼지고 달달한 맛을 느낄 수 있어 여름에 지친 입맛과 기력을 회복하는데도 좋은 약재이다.

천궁

농촌진흥청이 2021년 혈액순환과 관절염에 좋은 약용작물로 발표한 천궁. 미나리과의 약초로 뿌리를 말려서 약재로 쓴다. 혈행을 원활하게 하여 각종 기력을 보하는 약에 함께 처방된다. 특유의 정유성분 때문에

메스껍고 역할 수 있기 때문에 대개 법제를 해서 사용한다.

성질이 온화하고 맛이 시다. 허리와 다리의 골격이 약하고 근육경련이 잦은 사람에게 주로 처방한다. 죽어가는 소나무 뿌리에 천궁 삶은 물을 주면 나무가 다시 살아난다는 일화가 전해질 정도로 진정, 진통, 강장에 효능이 있다. 뿐만 아니라 두통과 빈혈, 부인병을 치료하는데 주로 사용한다.

현대 과학으로 천궁의 약리성분을 실험해본 결과, 중추신경계통에 작용하여 진정효과를 보인다는 것이 증명되었다. 당귀의 데커신 성분이 뇌 기능을 활성화하고, 치매 유발 물질인 베타 아밀로이드의 독성을 중화시킨다

두충

두충(杜沖)은 두충나무의 나무껍질을 건조시켜 약재로 사용할 때 부르는 이름이다. 간과 신장에 좋다고 널리 알려져 있다. 두중(杜仲)이라는 사람이 이 약을 먹고 득도하였다하여 붙여진 이름이며 사중(思仲), 사선(思仙)이라는 이명도 같은 이야기에서 유래했다. 두충나무는 잎이나 나무껍질에 실 같은 투명한 섬유질이 많아서 목면(木棉)이라고 부르기도 한다. 성질은 달고 매우며 따뜻하다.

간과 신장 기능이 저하되어 생기는 요통과 무릎통증, 몸이 차서 생기

는 복부 냉감과 잦은 소변, 자궁출혈 등을 치료해 왔다. 혈압강하, 항노화, 콜레스테롤강하, 항염, 진정, 진통, 면역 조절, 혈액응고, 자궁수축, 항알레르기, 항균작용에 대한 연구가 활발히 진행중인 약재이다.

더운 여름날 두충차를 마시면 기력을 회복하게 도와주며, 갈증을 해소하는데 좋다. 이 때 두충의 매운 맛을 줄이고 싶다면, 꿀과 함께 먹으면 좋다.

가시오갈피줄기

시베리안 인삼, 음지의 인삼이라고도 불린다. 실제로 산삼을 많이 닮았다. 오가(五加)라는 한자는 잎이 산삼과 같이 다섯 개가 붙은 식물이라는 뜻이다. 이 오가피의 한자 표현을 오래 사용하다 보니까 '오갈피'라는 받침이 붙게 되었다. 의외로 멸종위기 야생식물 2급으로 지정되어 있다.

예로부터 가시오갈피는 관절통증, 중풍, 허약체질을 치료하는 약으로 써 왔다. 조선의 선조 임금이 관절염으로 고생할 때마다 의관이 달여준 가시오가피 물을 먹고 진통을 달랬다고 하며, 동의보감에는 걷지 못하는 아이에게 가시오가피를 먹이라는 처방이 있기도 하다. 실제로 가시오갈피 뿌리에 많이 들어 있는 성분인 아칸소사이드가 근골과 주변 근육의 강화를 돕는다.

식약처에서 가시오갈피와 숙지황의 복합추출물은 뼈 건강에 도움을

줄 수 있다고 그 기능성을 인정한 바 있다. 혈관 속 노폐물을 배출해주고, LDL 콜레스테롤 수치를 낮춘다. 혈액순환이 원활하게 되면 심혈관 질환 예방으로 이어지는 것은 당연지사!

작약

작약은 함박꽃이라고 불리는 꽃으로, 약재로 쓸 때는 뿌리를 주로 쓴다. 중국에서는 진나라와 명나라 때 이미 관상용으로 재배되어 그 역사는 모란꽃보다도 오래되었다고 한다.

여성에게 특히 좋은 작약은 그 성분이 과학적으로도 규명되었다. 면역사이토카인(LIF)은 자궁내막의 수용성을 조절하는 인자이다. 자연착상은 물론 인공수정과 난임시술 시 가장 중요하게 생각되는 인자이다. 작약은 이 면역사이토카인을 발현시키는 효능이 뛰어나다는 것이다.

2010년대 들어 작약과 임신효과 증진을 규명하기 위한 다양한 연구들이 본격화되며 다시금 주목받기 시작한 약재이다. 성질은 차갑고 맛은 달고 쓰며 약간의 독성이 있지만 적정량을 처방할 경우 문제가 되진 않는다. 쌍화차에도 작약이 들어간다.

건지황

지황의 뿌리줄기를 말린 것이다. 지황을 말리면 건지황, 술에 찌면 숙지황이다. 모두 성분과 효능이 달라진다는 것이 맛은 달고 쓰며 성질은 차다. 지황은 건지황, 숙지황이 효능이 다르다.

> 通血脉, 補血脉. 혈맥을 통하게 하고 보한다.
> 助心膽氣. 심과 담의 기를 돕는다.
> 長肌肉, 肥健. 기육을 길러 살찌고 튼튼하게 한다.

즉, 음(陰)이 허해서 생긴 발열, 소갈증, 자궁출혈, 월경 불순 등에 효능이 있다. 근육과 뼈를 튼튼하게 하고 기억력을 좋게 한다. 잘 놀라는 것을 치료하고 심장과 폐의 기능 저하에도 효능이 있다.

생강

생강은 무궁무진한 매력을 가졌다. 인도와 동남아시아가 원산지로 추정되고, 한국에서는 고려시대 이전부터 재배했을 것이다. 고려시대 문헌인 향약구급방에 소개되었으며, 동의보감에도 말린 생강, 생강의 뿌리, 생강즙 등 30여회에 걸쳐 처방과 내용이 나온다.

생강은 전 세계에서 사랑받는 재료이다. 향신료, 약용, 제과, 제빵, 정과, 차 등으로 먹고, 그대로 잘라먹기도 한다. 생강에 들어 있는 지아스타아제와 단백질 분해효소가 소화액의 분비를 자극하고 장 운동을 촉진시키며, 구역질과 설사를 치료한다. 생강의 맵고 알싸한 맛을 내는 진저롤과 쇼가올은 각종 병원성 균, 티푸스균, 콜레라균에 대한 강한 살균작용이 있다. 몸을 따뜻하게 해 주고, 혈액순환을 활성화하고, 혈압과 체온을 정상화 해 수족냉증을 개선하고, 혈관 내 콜레스테롤을 배출하여 동맥경화 등 성인병을 막는다. 엄청난 녀석이다. 겨울에 습관처럼 생강차를 마시면 몸을 따뜻하게 한다, 습관성 위염이 있는 사람들도 생강을 챙겨 먹으면 좋다.

대추

한방에서는 이뇨강장(利尿强壯), 건위(健胃), 자양(滋養) 등의 효과가 있다고 보고 그 쓰임새가 매우 다양하다. 본초와 본초강목 등에 위장의 기운을 고르게 하고, 속을 편안히 하고, 비장에 좋다고 기록되어 있다.

예로부터 번영과 장수의 상징이라 관혼상제에는 빠지지 않고 등장한다. 친숙한 만큼 구하기도 쉽고, 건대추, 생대추, 대추차, 떡과 음식의 고명 등으로 다양하게 먹고 있다. 삼계탕, 갈비찜을 먹을 때도 대추를 만날 수 있다.

기관지, 소화촉진, 염증제거, 기력회복, 노화방지, 면역력 강화 등 다양한 효능이 있다. 베타카로틴과 식이섬유가 풍부하고 과육에는 능금산과 주석산이, 씨에는 베툴린, 베루릭산 등의 성분이 들어있다. 흑염소와 배합했을 때는 누린 맛을 잡고 속을 편안히 하는 두가지 효능을 동시에 잡을 수 있는 완벽한 녀석이다.

계피

계피(桂皮)는 계수나무의 얇은 껍질이다. 후추, 정향과 함께 세계에서 사랑받는 3대 향신료 중 하나이다. 세계에서 가장 오래된 향신료로 기원전 4천년 전 이집트에서 미라의 방부제로 사용되기도 했다. 신농본초경에도 좋은 땀을 흘리게 하고, 신경통과 관절 질환에 효능이 있다고 기록되어 있다. 동의보감에는 계피를 열이 많고, 달고, 매운 성질로 소개하며, 속을 따뜻하게 하고, 혈맥을 잘 통하게 하며, 간과 폐의 기를 고르게 하며 자양강장에 효능이 있다고 했다.

빵, 쿠키, 커피, 떡 등에 파우더 형태로 많이 사용되며, 여름에 모기를 쫓는 천연 방충제로도 유명한 약재이다. 특유의 향이 흑염소의 누린내와 잡내를 잡아준다.

둥굴레

둥굴레는 편황정(片黃精), 위유(萎蕤), 황정(黃精)이라고도 한다. 향약구급방에는 두응구라(豆應仇羅)로 기록되어 있고, 산림경제에는 둥굴레, 물명고(物名考)에는 둥굴레로 표기되어 있다.

자양강장과 노화방지에 효능이 있는 약재이다. 사포닌, 트립토판, 다양한 미네랄이 풍부하여 혈관 속의 노폐물을 제거하고 혈액순환을 원활하게 한다. 특히 고혈압과 당뇨가 있는 사람들은 둥굴레차를 즐겨 마시면 좋다. 갈증을 해소하고, 마른 기침을 낫게 하기 때문이다. 구하기도 쉬운데다가 특유의 구수한 맛이 먹기 편하다.

복령균핵

복령균핵은 소나무 뿌리에 기생하는 버섯인 복령(茯苓)의 균핵을 말한다. 동의보감에는 마음을 안정시키고, 이뇨작용을 하며, 소갈을 멈추고 건망증을 낫게 한다고 기록되어 있다. 또 다른 이름으로는 복령(伏靈), 복신(伏神)이라고 하는데, 옛날 사람들이 소나무의 신령이 땅 속에 스며들어 뭉쳐졌다고 생각했기 때문이다. 주먹 크기의 복령을 바지춤에 차고 다니면 모든 귀신과 재앙을 물리쳐줄 수 있을 것이라고도 믿었다.

복령은 냄새가 거의 없고, 맛은 달고 밋밋하지만, 성질은 한쪽으로 치우치지 않는다. 많은 연구들은 이뇨작용, 궤양예방, 혈당강하, 면역증강, 항종양 작용에 주목한다. 한방에서는 신장기능 강화를 위해 처방하는 경우가 많다

🐐 흑염소진액을 만든 사람들

#1 행복을 파는 사람들 안정택 대표

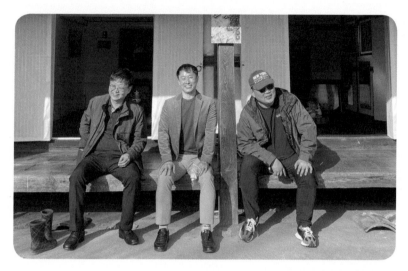

2021년 3월, 전라도에서
(주)천화동인 이윤재 대표, 행복을 파는 사람들 안정택 대표, 저자 이경제 원장

어떤 회사를 운영하고 계신가요?

안정택: 안녕하세요! 저희 회사 "행복을 파는 사람들"은 2003년 설립된 법인회사로 식품 카테고리를 주력으로 사업방향을 설정하여 수입식품 및 지역특산물을 활용한 상품의 운영을 시작으로 지방자치단체와 협업하여 지역경제 발전에 이바지할 수 있는 방법을 모색하고 있습니다.

고기, 견과류, 음료 등 식품사업이 주력인데 회사를 운영하는 대표로
서 식품 사업의 전망을 어떻습니까?

안정택: 식품 산업은 생존에 필수 요건이라고 할 수 있는 '의식주' 중
에 가장 중요한 부분을 차지한다고 생각합니다. 사람은 먹지 않으면 살
수 없기 때문에 끊임없이 다양한 형태로 음식을 섭취해야 합니다. 그렇
기 때문에 식품산업은 인류가 멸망하지 않는 한, 어떠한 형태로든 유지
될 수 밖에 없습니다. 소비 트렌드를 정확하게 읽고 발 빠른 대응만 이루
어진다면 전도유망하다고 생각합니다.

처음에 흑염소와 이경제를 연결하여 만들자는 생각은 어떻게 하시
게 된 건가요?

안정택: 먼저, 전라도 지자체에서(화순군, 함평군) 지역 內 농가들이
흑염소 소비가 원활하게 이루어 지지 않아 어려움을 겪고 있다는 소식을
접하였습니다. 흑염소를 가지고 어떤 형태로 판매를 하면 단시간에 가
장 빠른 소비촉진을 할 수 있을지 고민해보다 진액으로 만들자는 결론
에 도달하였고, 동물성 원료의 특성을 가장 잘 활용할 수 있는 "셀럽"을
고민하다보니 기존에 녹용, 장어, 철갑상어 등을 동물성 원료로 독보적
인 판매 성공신화를 이룬 대한민국 1등 한의사 이경제 원장님을 매칭하
자는 결론을 내게 되었습니다.

화순군청, 함평군청과 MOU 체결을 하였는데 그 계기와 경위를 설명해줄 수 있을까요?

안정택: 지역농가들의 고충을 고민하며 시너지효과를 내기 위한 방법을 모색하다 지자체와 플랫폼 사업자를 연결하면 전략적인 기술제휴 및 소통과 협력을 보다 극대화할 수 있다고 판단하여 유기적인 업무협약을 체결하게 되었습니다.

....

화순군, 통영시, 함평군, 구례군에 기부도 했는데 어떤 이야기인가요?

안정택: 지자체와 업무협약을 맺고 지역경제활성화를 성공적으로 이끌어 내게 되어 관련지역 內 어르신들에게 조금이나마 감사의 인사를 표시하고자 기부를 하게 되었습니다. 일회성으로 그치는 것이 아니라 장기적으로 확대해 나갈 예정입니다.

....

흑염소 제품의 생산이 쉽지 않았을 텐데 애로사항이 있었나요?

안정택: 흑염소 원료의 특성상 냄새를 잡는 것이 쉽지 않았는데 이경제 원장님의 흑염소에 뽕잎을 먹이자고 말씀을 듣고 혹시 관련자료가 있는지 논문 및 기자체의 농업기술센터에 문의한 결과 2007년 경 화순

농업기술센터에서 관련 연구가 이루어져서 부원료로 투입하게 되었으며 원장님의 우수한 배합비율 덕분에 훌륭한 제품이 탄생하게 되었습니다. 다만 여담으로 판매량이 대폭 늘어나다 보니 시장경제의 수요공급법칙에 의해 원료 값(150%)이 대폭 상승되어 고민을 하고 있습니다.

처음 방송을 공영쇼핑에서 시작하게 된 이유가 있을까요?

안정택: 공영쇼핑의 설립취지는 중소기업, 소상공인, 우리 농수산물의 판로지원이 핵심 가치입니다. 이러한 기업이념과 흑염소 제품의 기획 의도가 일맥상통한다고 생각되어 첫 런칭 채널로 선정하게 되었으며 판매플랫폼에서의 역할도 매우 중요했는데 제품 담당자인 심인혜 MD님이 유관부서들과의 효율적인 운영을 통해 지금까지 많은 사랑을 받을 수 있었던 것 같습니다.

보통 홈쇼핑 방송을 하면 시작한 곳에서 계속 진행하는 경향이 있는데, 공영쇼핑 뿐만 아니라 롯데, NS, SK 등 대부분의 홈쇼핑 채널에서 전부 하게 된 이유가 있을까요?

안정택: 사업은 연속성과 확장성이 매우 중요하다고 생각하는데, 지자체에서도(함평군) 흑염소 사육지원사업을 진행하여 연간 5000두를 생

산할 수 있는 시스템을 구축하게 되었습니다. 이러한 이슈들로 흑염소 생산량이 대폭 늘어나다 보니 매년 매출목표의 상향설정이 필수인만큼 불가피하게 채널확장을 통한 매출증대가 이루어 지게 되었습니다. 다만, 채널확정에 따른 각 채널 별 매출감소를 우려할 수 있는데 다행이도 월간 방송횟수가 많다 보니 상호 채널간 마케팅효과가 이루어져 시너지 효과를 내고 있습니다.

항상 시간을 쪼개 바쁘게 살고 계신데, 본인만의 건강관리 비법이 있다면?

안정택: 저는 가리는 음식이 거의 없고 먹는 것을 매우 좋아하는 편이라 다양한 음식을 골고루 섭취하고 있습니다. 다만, 꾸준한 운동과 늦은 시간에는 절식을 통해 스스로에게 채찍질하는 것을 게을리하지 않도록 노력하고 있습니다.

식품을 다루는 회사의 대표로서 흔들리지 않는 경영철학이 있다면?

안정택: 회사를 20년 가까이 운영하다 보니 가장 중요한 핵심가치는 상생과 협력이라고 생각됩니다. 단기적인 관점에서 자사의 이익추구만 생각했다면 지금의 '행복을파는사람들'은 존재할 수 없다고 생각합니다.

앞으로도 더불어 잘 살 수 있는 기업운영을 통해 행복을 드리는 사업가가 되고 싶습니다. 감사합니다.

#2 헥사인(HEXAIN) 양윤석 대표

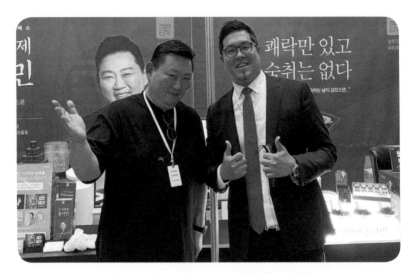

이경제 원장과 HEXAIN 양윤석 대표

어떤 회사를 운영하고 계신가요?

양윤석: 창업한지 10년된 전문디자인 컨설팅 에이전시로 브랜딩, 마케팅, 디자인 등 다양한 업무를 하고 있는 회사입니다. 다양한 클라이언트의 프로젝트 경험을 가진 전문가들이 구성원들로 있어 기업의 브랜딩부터 최종 결과물까지 모두 진행할 수 있는 점이 헥사인의 강점입니다. 대표적 클라이언트로는 래오이경제, 구글, 에르메스, 하이트진로, 엔씨

소프트 등 여러 기업이 있습니다.

．．．

이경제 흑염소의 디자인이 잘 만들어졌다는 평가가 있는데 만들게 된 경위를 들을 수 있을까요?

양윤석: 이번 "이경제 흑염소진액" 프로젝트의뢰가 들어와 저희는 마케팅리서치를 하기위해 관련 제품을 전부 구입하여 시장에 나와있는 패키지 디자인, 지기구조와 재질 후가공 등을 파 하였습니다. 그리고 시장에서 제일 유명하고 소비가 많이 되는 제품들의 이유를 파악합니다. 판매처, 마케팅 방향, 소구 포인트 등 저희가 알 수 있는 모든 방향의 시장조사를 합니다. 이 때, 수차례의 시음과 테스트를 통해 맛과 효능을 직접 체험하고 난 후 디자인의 방향성을 정합니다. 흑염소 같은 경우는 인터넷에서 구입할 수 있는 제품 뿐만 아니라 직원들이 건강원을 찾아가서 제품도 구입하는 수고를 하였습니다.

．．．

디자인 컨펌이 날 때까지 여러가지를 시도하였는데 어떤 것들이 있을까요?

양윤석: 1차 디자인 제안을 드릴때는 저희가 생각한 방향과 클라이언트가 원하는 방향을 조율하는 것이기 때문에 몇 가지 제안을 드렸습

니다 "이경제 흑염소진액"은 국내산흑염소와 90일간뽕잎 사료를사용하며 이경제원장님의 한방 솔루션이 담긴 제품이기 때문에 기존 흑염소제품과 차별화가 필요하다고 생각했습니다. 흑염소라는 귀한 보양식을 담은 제품인데 시장에는 그렇게 흑염소의 고급스러움을 표현한 제품이 많이 없어 고급스러움이라는 큰 컨셉 아래 몇가지 표현방식을 제안 드렸습니다. 왕실 보양식으로 기록된 흑염소는 우리나라 전통 보양식이기때문에 디자인 모티브를 산수화 민속화를 현대적으로 표현한 방법과 흑염소의 블랙 컬러베이스와 골드컬러의 조합으로 표현한시안, 뽕잎을 먹여 키운 점을 강조한 그린 컬러로 표현한 시안, 수묵화 느낌의 자연을 표현한 시안들이 있었습니다.

....

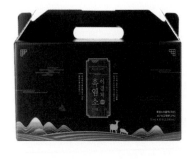

최종 디자인 제품이 다음과 같습니다. 디자인에 대해 설명해주실 수 있을까요?

양윤석: 최종적으로 블랙 컬러 베이스에 골드컬러로 표현한 안이 결정되었는데요, 기존 흑염소 제품 패키지에서 볼 수 없었던 고급감을 이끌어내는 디자인 방향으로 배경으로 흑염소를 상징하는 블랙 컬러를 사용하였고 산속에서 방목하고 있는 흑염소들을 모던한 일러스트와 골드컬러로 표현하였으며 여백을 활용하

여 제품명을 좀더 부각시킬 수 있게 디자인 하였습니다.

....

관련 제품들을 구입하여 디자인에 반영하려면 비용이 만만치 않을텐데 어떻게 그런 생각을 하시게 된건가요?

양윤석: 좋은 회사는 항상 매출의 15% 이상을 연구에 투자한다고 들었습니다. 디자인 회사의 연구는 인력을 키워 성장하는 것도 필요하지만 동종업체의 제품의 비교는 필수라고 생각합니다. 경쟁상대를 먼저 확실히 파악을 하면 어떻게 디자인해야 경쟁상대보다 잘 할 수 있을지를 알 수 있습니다. 화면에서만 보는 이미지와 실제로 만져보고 보는 것과는 분석의 차이가 많이 나기때문에 저희는 꼭 실제 제품을 구하여 디자인자료로 참고하고 있습니다.

....

건강식품의 디자인의 원칙이 있을까요?

양윤석: 건강식품의 디자인의 원칙을 따로 정해두고 있지는 않지만 저희 디자인 디벨롭 프로세스에서 타프로젝트 보다 제품의 기획의도와 제품의 내용을 이해하려고 많이 노력합니다. 특히 이경제원장님의 제품은 원장님의 제품생산원칙이 까다롭고 디자인 안목이 높으셔서 일이 쉽지는 않습니다.

건강식품을 디자인할 때 색상은 어떻게 사용하시나요? 보통 식감이 없는 색상은 식품에 안 쓰는 것이 원칙인가요?

양윤석: 디자인 컬러는 되도록 제품을 잘 드러낼 수 있는 컬러를 채택하여 쓰고 있습니다. 그 중에 되도록 식감에 도움이 될 수 있는 컬러를 사용하고 있습니다. 인간이 본성적으로 상하고 부패된 음식에서 보이는 곰팡이 같은 느낌의 블루계열 컬러에 거부감을 느끼고 있어 그쪽은 지양하는 부분이 있고, 예전에는 블랙 컬러도 식감이 없는 컬러였지만 현대에는 건강 블랙 푸드등 많은 블랙 컬러의 음식들이 있어 요즘은 많이 사용하고 있습니다.

··

디자인의 완성을 위해 흑염소 농장까지 같이 가는 열정적인 모습을 보여주는데 현지 방문의 의미가 있나요?

양윤석: 이번 "이경제 흑염소진액"은 홈쇼핑 주력제품이었고 홈쇼핑에 쓰일 인서트 영상 등을 촬영하기 위해 농장에 갔었습니다. 저희도 디자인을 하기에 실제적으로 염소의 생태와 활기찬 모습을 등을 보고 디자인 영감을 얻을 수 있기에 현지 방문을 하였습니다.

··

디자인 회사의 대표로서 자신만의 경영철학이 있다면 들어볼 수 있을까요?

양윤석: 디자인 회사의 숙명이라면 숙명일까요 디자인 회사는 대부분 클라이언트잡을 합니다. 의뢰가 있어야 프로젝트가 생기는 것이니까요. 저는 디자인은 "상업 예술"이라 생각합니다 클라이언트가 원하는 이미지를 최대한 구체화시켜 표현하는 것입니다. 그러기에는 많은 분석과 시안이 필요합니다.

한번 헥사인과 프로젝트를 한 클라이언트는 있어도 한 번만 헥사인과 프로젝트를 진행한 클라이언트는 없게 하는것이 제 경영철학입니다. 헥사인의 이름을 걸고 나가는 결과물들은 그 자체로 헥사인을 표현해주며 헥사인의 실력을 보여주는 것입니다. 여러 작업물들이 사회에 나가 있을때 부끄럽지 않은 결과물을 만들기 위해 항상 노력하고 있습니다. 클라이언트의 오감을 넘어 육감까지 만족시키는 것이 저희의 평생 프로젝트 입니다.

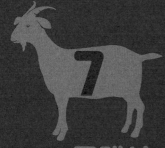

7

그래서, 흑염소다.

🐝 그래서, 흑염소다.

인간 100세 시대에 접어들었다.

누군가에게는 현대 의료기술과 과학의 진보에 따른 축복일 수도 있고, 또 다른 누군가에게는 인생의 마지막이 길어지는 비극일 수도 있다. 이들의 차이는 무엇일까?

바로 건강이다.

인생 후반의 에너지를 어떻게 비축하느냐는 평소의 생활습관에 달려 있다. 노년기에 갑자기 부랴부랴 건강을 챙긴다고 해서 될 일이 아니다. 20대에서 30대로, 30대에서 40대로 소위 앞자리가 바뀐 나의 회사의 직원들이 하나같이 하는 말이 "예전같지 않다"이다. 아니, 50대 이상은 그럼 어쩌란 말인가?

요즘 현대인들은 하루에 하나 이상 건강식품이나 영양제를 챙겨 먹는다. 건강한 삶을 위해서라면 바람직한 일이지만 뭐라도 챙겨먹지 않으면 하루하루 피로가 쌓여 살아갈 수가 없는 슬픈 반증도 가능하다.

흑염소를 찾는 사람들도 매우 다양하다. 출산을 앞둔 산모의 가족, 임신을 준비하는 여성, 갱년기 증상으로 고생하는 여성들, 흑염소를 고기로 먹어오던 남성들, 몸이 찬 사람들… 여전히 여성에게 좋은 흑염소의 이미지가 강하지만, 홈쇼핑 고객 상담실이나, 나의 회사 상담실에는 남성들의 흑염소 관련 건강상담도 끊이질 않는다.

왜 민간에서 이미 레전드로 자리잡은 흑염소는 그 명성을 잃지 않는가? 바로 흑염소가 가지고 있는 성분과 효능이 명확하며, 수 천 년 전 고대부터 쌓아 온 임상이 그 효과를 입증해주기 때문이다. 가끔 흑염소를 먹고 살이 찐다고 고민하는 사람들이 있는데, 그건 흑염소가 당신을 살찌운다기 보다는 입맛을 돌게 하고 활력을 살려주기 때문에 평소보다 많이 먹게 되는 탓이다.

흑염소를 인터넷에 검색해보자. 효능, 부작용, 진액, 농장, 추천 등 다양한 키워드가 나온다. 정보도 나름 정확하지만 그 근거가 어디서 나왔는지에 대해서는 제대로 알기 어렵다. 인터넷에 돌고 도는 정보 중에는 시대와 사료적 고증을 거치지 않은 단편적인 자료들이 많았다. 그렇다고 몸에 좋다는 것을 찾아 먹을 때마다 관련 논문을 찾아보기도 힘들고, 약이 아닌 건강식품이라는 이유로 성분과 효능에 대해 제대로 명기할 수 없는 현실도 안타깝다.

자, 한약재 및 전통 원료 단 하나만을 다루는 실용적이면서도 전문적인 대중서를 만드는 것은 어떨까? 적어도 30여년의 한의사 경력과, 15년 정도의 건강식품 업계 종사자인 내가 연구, 공부한 내용을 토대로 정리할 수 있다면 그것도 의미 있는 일이 될 것이라고 생각했다.

전통원료를 소재로 제품을 만들면서 번듯한 참고 문헌이 별로 없어 제품 사용설명서같이 만들면 나중에 다른 사람이 제품을 구상할 때 도움이 되면 좋겠다고 생각하였다. 그런 생각으로 나온 책이 첫번째로 녹용이었고, 두번째가 흑염소이다. 흑염소를 좋아하는 사람들은 해가 바뀌면 한번씩 맞춤식으로 주문하여 복용을 하는데 그런 번거로운 과정을 어느 정도 대신 할 수 있겠다는 마음에 이경제 흑염소진액이 나오게 되었다. 덩달아 책도 함께 나오게 되었다.

성분에 대한 확신, 즉각적인 효능이 가져오는 믿음과 꾸준히 먹었을 때 몸에 찾아오는 긍정적인 신호들이 흑염소를 '마성(魔性)의 국민 보양식'으로 만든 것이다.

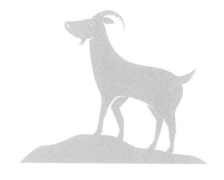

Web Database

한의학고전DB – https://www.mediclassics.kr/ (고서의언, 광제비급, 동의보감, 동의수세보원, 본경소증, 본경속소, 본초강목, 본초정화, 식료본초, 식물본초, 의방유취, 의학입문, 천금요방, 탕액본초, 향약집성방, 황제내경영추)

한국민족문화대백과사전 – http://encykorea.aks.ac.kr/ (흑염소, 염소, 양)

사이언스타임즈 – http://www.sciencetimes.co.kr/ (양과 염소는 어떻게 다를까)

조선왕조실록 – http://sillok.history.go.kr / (태조, 태종, 세종 실록)

동양고전종합DB – http://db.cyberseodang.or.kr/ (시경 고양편, 천자문)

농촌진흥청 국립축산과학원 – http://www.nias.go.kr/front/main.do (염소고기, 탕에서 불고기까지 다양한 요리로 변신)

중앙 Sunday – https://news.joins.com/sunday?cloc=joongang-article-sectiontitle (숙종이 챙겨 먹었던 블랙 푸드, 흑염소 고기)

농업인신문 – http://www.nongupin.co.kr/ (염소, 산지생태축산으로 재조명…축종연구 필요)

한국민속대백과사전 – https://folkency.nfm.go.kr/kr/main (염소고기, 염소탕)

문화재청 – https://www.cha.go.kr/main.html (조선 왕실의 건강법, 식치食治)

대구인터넷뉴스 – http://m.dginews.co.kr/ (생활 건강음식 – '염소고기', 대구한의대 서부일 교수의 생활 동의보감)

Purple Culture 중영사전 – https://www.purpleculture.net/chinese-english-dictionary/ (羊肉)

대한영양사협회 – https://www.dietitian.or.kr/index.do (심혈계질환관리)

대한화학회 화학백과 – http://new.kcsnet.or.kr (아라키돈산, 비타민 A, 비타민 E, 단백질)

한국통합생물학회 동물학백과 – https://terms.naver.com/list.nhn?cid=63057&categoryId=63057 (불포화지방산)

두산백과 – http://www.doopedia.co.kr (카르니틴, 비타민 E, 단백질, 단백질의 기능, 철)

식품의약품안전처 건강기능식품 기능성원료 – http://www.mfds.go.kr/ (비타민 A, 비타민 E, 철, 칼슘)

박문각 시사상식사전 – http://www.pmg.co.kr (비타민 E)

생화학분자생물학회 생화학백과 – http://ksbmb.or.kr (단백질)

네이버캐스트 화학원소 – https://terms.naver.com/list.nhn?cid=58949&categoryId=58982 &so=st4.asc (칼슘)

농촌진흥청 – http://www.rda.go.kr/main/mainPage.do (지방 적고 담백한 염소고기~ 항산화 효과도 좋아)

본초경집주:《本草经集注》_中医世家 (zysj.com.cn)

양과 염소 그림 – Getty Imagesbank 유료 라이센스 다운로드

국내 서적

『흑염소 · 염소』, 이원창, 오성, 1993.

『건강과 흑염소』, 송봉상, 문성각, 1993.

『영양학사전』, 채범석 외, 아카데미서적, 1998.

『이경제의 건강보감』, 이경제, 김영사, 2002

『동의수세보원』, 이제마 지음, 이민수 옮김, 을유문화사, 2002

『중약대사전』, 편집부 저, 정담, 2006.

『신편 국역 성소부부고』, 민족문화추진회 저, 2006.

『한국인의 건강원』, 박창희, 한방서당, 2008.

『생명과학대사전』, 강영희, 아카데미서적, 2008.

『파워푸드 슈퍼푸드』, 박명윤, 이건순, 박선주, 푸른행복, 2010.

『동파지림 상』, 소식 저, 김용표 역, 세창출판사, 2012.

『식품과학사전』, 한국식품과학회, 교문사, 2012.

『방약합편』, 황도연, 이종대 편자, 청홍(지상사), 2012.

『문화로 읽는 십이지신 이야기 양』, 이어령, 열림원, 2012.

『유배지에서 보낸 정약용의 편지』, 정약용 저, 보물창고, 2015.

『재미있는 영어 인문학 이야기 1』, 강준만, 인물과 사상사, 2015.

『주영편(晝永編)』, 정동유 지음, 안대회, 서한석 외 옮김, 휴머니스트, 2016.

『제민요술 역주 3』, 가사협 저, 최덕경 역주, 세창출판사, 2018.

『본초강목 1』, 이시진 지음, (재)민족의학연구원 옮김, 문사철, 2018.

『흑염소 기르기』, 농촌진흥청, 온이퍼브, 2018.

국내 문헌

"재래흑염소 증탕액의 적정 추출조건에 관한 연구", 김영붕, 유익종, 한국축산학회지 제37권 제2호, 1995.

"흑염소 증탕액의 아미노산 조성 및 저장 중 단백질과 무기물의 변화", 박창일, 김영직, 한국축산식품학회지 제20권 제4호, pp. 257-263, 2000.

"흑염소육 증탕액의 저장기간 중 지방 산화에 관한 연구", 박창일, 김영직, 동아시아식생활학회지 제10권 제1호, pp. 48-54, 2000.

"흑염소 육골액의 적정 추출시간 및 성분 분석에 관한 연구", 조길석, 한국식품저장유통학회지 제9권 제4호 pp. 396-399, 2002.

"흑염소 육의 영양학적 품질", 김영붕, 전기홍, 이남혁, 양승용, 문보연, 장애라, 한국식품연구원, 2005.

"흑염소육의 특이성 발굴 및 육골즙 생산기술 확립", 김영붕, 이남혁, 노정해, 김영호, 양승용, 이용환, 문보연, 강석남, 이주연, 한국식품연구원, 2005.

"본초학(本草學)의 계통(系統)과 본초학(本草學) 발전사(發展史)", 안상우, 한국의사학회지 18권 2호, 2005.

"홍삼꿀을 첨가한 흑염소 육골액 음료의 특성에 관한 연구", 양희태, 김미원, 최화정, 한국식품영양학회지 제18권 제2호, pp. 135-139, 2005.

"뽕나무 사료화로 흑염소 육질향상 구명", 양승구, 농림부 농림기술개발사업, 2007.

"산지초지를 이용한 방목유형별이 유기흑염소의 발육과 육질에 미치는 영향", 황보순, 최순호, 김상우, 손동수, 전병수, 이성훈, 조익환, 한국유기농업학회지 제16권 제3호, pp. 309-320, 2008.

"흑염소 고기의 성분특성", 최순호, 김상우, 성필남, 고응규, 국립축산과학원, 2011.

"흑염소 중탕액의 제조방법_특허", 양승용, 성기승, 남궁배, 김영붕, 임상동, 박지은, 김귀희, 대한민국 공개특허 KR101079147B1, 2011.

"체급 종목선수들의 카르니틴 투여방법에 따른 신체조성과 운동능력의 변화", 천윤석, 김종규, 강성기, 이근일, 대한무도학회지 제16권 제2호, pp. 93-102, 2014.

"방목 및 사사 사육이 흑염소의 발육과 육질에 미치는 영향", 황보순, 농업생명과학연구 제48권 제2호, pp. 123-131, 2014.

"흑염소 고기의 소비자 인식에 관한 연구", 박종전, 건국대학교 농축대학원 축산자원생산학과, 2014.

"2015년 을미년 양의 해 맞아 조사, 전남 15개 가장 많아", 국토교통부 국토지리정보원 국토조사과 보도자료, 2014.

"흑염소와 약용식물 복합 증탕추출액 및 증류액이 조골세포 증식과 파골세포 형성에 미치는 영향", 송효남, 임강현, 권인숙, 한국영양학회지 제48권 제2호, pp. 157-166, 2015.

"양과 염소의 차이", 최종욱, 대한수의사회지 제51권 제3호, pp. 164-165, 2015.

"산에 사는 작은 소-산지생태축산으로 재조명받는 염소-", 김상우, 이성수, 김관우, 농촌진흥청 RDA 180호, 2016.

"재래흑염소의 형태적 특징 및 생육특성", 이상훈, 이진욱, 전다연, 김승창, 김관우, 한국산학기술학회논문지 제 20권 제 8호, 2019.

"거세시기에 따른 재래흑염소 육의 육질 및 관능적 특성", 김병기, 황은경, 김수민, 한국축산식품학회지 제30권 제3호, pp. 419-426, 2010.

"전통 약선음식의 문헌적 근거에 대한 연구: 동의보감 탕액(湯液)편에 나타난 원리와 재료를 중심으로", 복혜자, Culinary Science & Hospitality Research 26(8), 215-226p, 2020.

"아라키돈산 섭취가 근력과 근 성장 관련 인자에 미치는 영향", 조민규, 한상철, 이상호, 한국스포츠학회지 제18권 제1호, pp. 785-793, 2020.

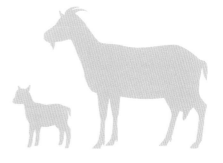

해외 문헌

"The Ability of Aged Rats to Sustain Long-Term Potentiation Is Restored When the Age-Related Decrease in Membrane Arachidonic Acid Concentration Is Reversed", B. McGahon, M. P. Clements, M. A. Lynch, Neuroscience Vol. 81, No. 1, pp. 9-16, 1997.

"Production and uses of Korean Native Black Goat", Y. S. Son, Elsevier Science B.V., 1999.

"Protective action of arachidonic acid against alloxan-induced cytotoxicity and diabetes mellitus", Y.Suresh, U.N.Das, Prostaglandins, Leukotrienes and Essential Fatty Acids Vol. 64, No. 1, pp. 37-52, 2001.

"Dietary supplementation of arachidonic and docosahexaenoic acids improves cognitive dysfunction", Susumu Kotani, Eiko Sakaguchi, Shogo Warashina, Noriyuki Matsukawa, Yoshiyuki Ishikura, Yoshinobu Kiso, Manabu Sakakibara, Tanihiro Yoshimoto, Jianzhong Guo, Tetsumori Yamashima, Elsevier Science B.V., 2006.

"Present status of the world goat populations and their productivity", Mahmoud Abdel Aziz, Lohmann Information Vol. 45, No. 2, pp. 42-52, 2010.

"The Marketing of the Goat in Korea", T. G. Min, K.O. Kong and H. B. Song, Taegu University, 2011.

"Arachidonic acid in health and disease with focus on hypertension and diabetes mellitus: A review", Undurti N. Das, Journal of Advanced Research 11, pp. 43-55, 2018.

"Ageing: Is there a role for arachidonic acid and other bioactive lipids? A review", Undurti N. Das, Journal of Advanced Research 11, pp. 67-79, 2018.

"Arachidonic acid: Physiological roles and potential health benefits - A review", Hatem

Tallima, Rashika El Ridi, Journal of Advanced Research 11, pp. 33-41, 2018.

"Nutritional and antioxidative properties of black goat meat cuts", Hye-Jin Kim, Hee-Jin Kim, Aera Jang, Asian-Australasian Journal of Animal Sciences, Vol. 32, No. 9, pp. 1423-1429, 2019.

"Effects of Raising Priods on Physicochemical Meat Properties of Korean Native Black Goat", Kwanwoo Kim, Hye-hin Kim, Jinwook Lee, E. Lee, Donh-kyo Kim, A. Jang, Si-Kyung Lee, The Korea Academia-Industrial cooperation Society. 2020

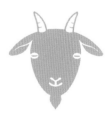

이경제는 왜,
흑염소에 대한 책을
이렇게까지
자세하게 쓰는가?